医学的未来 | 系列
The Future of Medicine

改变

[英] 斯图亚特·布鲁姆 ——————— 著
by Stuart Blume

人类

的疫苗

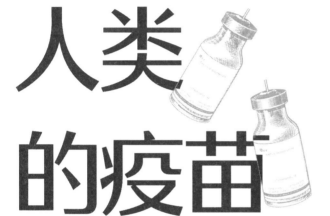

谢 芸　石海英　康湛禹　毛子曰 ——————— 译

IMMUNIZATION
How Vaccines Became Controversial

U0339650

CNS 湖南科学技术出版社

图书在版编目（CIP）数据

改变人类的疫苗 / （英）斯图亚特·布鲁姆著 ；谢芸等译. —
长沙 ：湖南科学技术出版社，2022.4
　　ISBN 978-7-5710-1094-2

　　Ⅰ．①改… Ⅱ．①斯… ②谢… Ⅲ．①疫苗－普及读物Ⅳ.
①R979.9-49

中国版本图书馆 CIP 数据核字 (2021) 第 146513 号

Immunization: How Vaccines Became Controversial by Stuart Blume was first published by Reaktion Books,
London, UK, 2017

Copyright © Stuart Blume 2017

Simplified Chinese rights arranged through CA-LINK International LLC (www.ca-link.cn)

湖南科学技术出版社获得本书中文简体版中国独家出版发行权。
著作权登记号：18-2019-32
版权所有，侵权必究

GAIBIAN RENLEI DE YIMIAO

改变人类的疫苗

著　　者：[英]斯图亚特·布鲁姆
译　　者：谢　芸　石海英　康湛禹　毛子曰
出 版 人：潘晓山
策划编辑：邹海心　刘　英　李　媛
文字编辑：唐艳辉
出版发行：湖南科学技术出版社
社　　址：长沙市芙蓉中路一段 416 号泊富国际金融中心
网　　址：http://www.hnstp.com
邮购联系：0731-84375808
印　　刷：长沙超峰印刷有限公司
　　　　　（印装质量问题请直接与本厂联系）
厂　　址：宁乡市金洲新区泉洲北路 100 号
邮　　编：410600
版　　次：2022 年 4 月第 1 版
印　　次：2022 年 4 月第 1 次印刷
开　　本：880mm×1230mm　1/32
印　　张：11.75
字　　数：224 千字
书　　号：ISBN 978-7-5710-1094-2
定　　价：78.00 元
　　（版权所有·翻印必究）

目　录

第一章　疫苗的功能 /001

　　希　望 /001

　　恐　惧 /006

　　免　疫 /013

　　保卫世界 /018

　　进退维谷 /023

　　疑虑重重 /029

　　我们是如何走到今天这一步的？ /033

第二章　技术：早期的疫苗 /050

　　细菌学的应用：制备疫苗 /062

　　世纪之交：组织疫苗生产 /075

　　法规、标准化和证据 /083

第三章　技术：病毒的挑战 /094

　　滤过性病毒 /097

　　研制流感疫苗 /104

　　脊髓灰质炎：错误的开始 /108

　　二战余波：重建 /111

　　脊髓灰质炎疫苗 /114

　　黄金时代 /126

　　二十世纪中叶的疫苗工业 /135

第四章　技术：疫的商品化 /142

　　优先级别的变更 /142

　　新工具和新背景：乙型肝炎 /149

　　新的格局 /158

　　新型传染病：恐惧时代的新概念 /163

　　变异性流感 /173

全球疫苗市场动态 /178

体系中的紧张局势 /184

第五章　政策：犹豫不决的开端 /191

公共卫生技术 /191

保护公众健康还是保护贸易 /203

预防白喉 /209

各具特色的国情和卡介苗的引入 /216

盘点：最早的数十年 /234

第六章　政策：疫苗与冷战 /238

国家特质 vs 意识形态 /238

冷战中的唇枪舌剑 /241

冷战时期的实践：脊髓灰质炎疫苗 245

在实践中进行合作 /254

另类视角 /257

新配置：麻疹疫苗 /261

全球行动：行动和证明 /267

盘点：冷战时期 /279

第七章　政策：全球化世界中的疫苗接种 /284

合理性的不断变化 /284

宗旨：根除某种疾病 /299

新时代，新重点，新流程 /312

引进 HPV（人乳头瘤病毒）疫苗 /317

盘点：自由贸易年代 /325

第八章　怀疑的根源 /331

深层根源 /331

抵制疫苗接种 /341

易受攻击的目标 /352

疫苗：犹豫不决和满怀信心 /357

疫苗接种的共鸣 /364

疫苗的功能

希　望

如果说英语国家的电影带有一定导向性的话，那么在这些国家，人们面对大规模流行病的态度，就如同电影中落在陷阱里的男人看着一条蛇逐渐逼近时，被惊悚、刺激、无以伦比的恐惧吞噬，无处可逃。

在以大型流行病爆发为题材的电影中，成千上万的人流落街头，社会秩序土崩瓦解，浩劫节节进逼。然而，这一切总有解决办法，总会有英雄、医生或科学家挺身而出，拯救大众，使人类得以幸存。这样的电影有很多，如约翰·福特（John Ford）在 1931 年出演的根据辛克莱·刘易斯（Sinclair

Lewis）的小说《阿罗史密斯》（*Arrowsmith*）改编的电影，该片拍摄于很多年前，大多数内容却很合得上现在的节拍；1995 年由达斯汀·霍夫曼和摩根·弗里曼主演的《极度恐慌》（*Outbreak*）；2007 年上演的由威尔·史密斯主演的《我是传奇》（*I am Legend*），还有热门电视剧《末日孤舰》（*The last ship*），以及史蒂文·索德伯格导演的扣人心弦的《传染病》（*Contagion*）。

在《传染病》一片的开端，一位美国企业主管——贝斯·埃莫夫，在从中国香港回家的路上染病，出现咳嗽、出汗等症状。接着，在香港、伦敦、东京等各地，很多人也出现了类似的症状。人们对于该病的起源（发病时间、地点、原因）一无所知。这件事情很快演变成公众健康的紧急事件，同时也是一出个人悲剧。当然，当时有很多这样的个人悲剧。本片着重描述了贝斯的崩溃和生命的迅速流逝对家庭的影响。她的丈夫米切尔一开始并不相信这件事，之后，米切尔失去了亲人，自己也被投入隔离病房，最终却发现他对这种疾病具有免疫力。

该片中重要场景之一是位于佐治亚州亚特兰大的美国疾病控制与预防中心（Centers for Disease Control and prevention,

CDC)，串起影片中的公共卫生领域的情节，主角是流行病学家艾琳·米尔斯，她需要根据她的老板艾利斯·契弗和病毒学家阿里·赫科斯的指令去追踪、记录这种疾病的传播与蔓延。电影中，阿里·赫科斯接到任务，要确定疾病的致病原，最后发现罪魁祸首是某种病毒。之后，场景切换到世界卫生组织（WHO）所在地日内瓦，在那里，WHO汇集了世界上人口最密集的城市的新发病例数量和死亡人数统计。WHO发布紧急应对指南，并派遣列奥纳拉·奥朗茨医生前去进行调查。政府应当采取什么样的预防措施？是否应当关闭学校？是否会让人们产生不必要的恐慌？病毒是如何传播的？流行病学调查需要确认其传染风险。这是一种什么样的病毒？会不会是有人把已知病原体（炭疽杆菌？天花？禽流感？）改造成了武器，故意制造了这场疫情？

电影的核心情节是流行病学家米尔斯在疫情现场奔波和病毒学家在实验室研究病毒样本。米尔斯最终确定贝斯是第一位患者，病因是食用了某种受到感染的家禽；病毒学家成功地识别并繁殖了这种病毒，进而研发了疫苗，最终人类获救。

这不是纪录片，而是惊悚电影，极具戏剧张力，十分引人入胜。有些情节巧妙地映射了现实生活中的复杂局面、两难的尴尬场景以及各种忧虑。被派遣到中国香港的奥朗茨医生怀疑香港是这一切的起源地，因为他发现当地政府竭尽全力阻止真相公之于众。更有甚者，不少人认为这其中有利可图。艾伦·克鲁姆维德，一个很有影响力（但名声不太好）的博客作者声称：有一种非常简单、价格低廉的"纯天然"治疗方法可以治愈该病，但是公共卫生大腕以及制药巨头对这一点缄口不言，因为他们试图研发昂贵的疫苗并从中获利。随着剧情的推进，我们得知，原来艾伦才是那个试图从这种植物提取液中获利的人。需求演变成了贪欲，人人都试图将这种药物据为己有，导致全美各地的药店都发生了暴乱。街道上出现了路障，有人在趁火打劫。这部影片让观众觉得，传染病暴发所引发的社会动乱，和病毒本身一样令人恐惧。恐慌开始蔓延。正如影片中一位角色所说：只有接触到传染源，你才会染上传染病；但是只要你看看电视、上上网，你就会染上恐慌。

让我们把该片的情节和历史上真正发生过的流行病疫情做个对比，影片中的角色也常常把这些疫情进行比较。很明显，电影制片人做了大量的前期研究工作（为了了解一般疫情的处置办法，他们甚至事先访问了WHO）。尽管流行病疫情对于社会秩序的影响可能在各个国家各不相同，但是若要拍摄一部现实中发生的全球性疫情的纪录片，还是可以从这个故事片中汲取一些灵感。电影不仅是现实生活的提炼与浓缩，还给现实生活提供了脚本，给针对疫情进行的创作提供了资源。

大约 30 年前，著名医史学家查尔斯·罗森伯格（Charles Rosenberg）提出，在写流行病相关著作时，可以采用编剧创作的方式。罗森伯格之所以提出这个理论，是受到阿尔贝·加缪（Albert Camus）的小说《鼠疫》（*The Plague*，1947 年）的启发。罗森伯格指出，在过去，流行病的发生过程，宛如结构严谨的小说，脉络十分清晰。在小说《鼠疫》的第一幕中，尽管不愿意接受现实，公众也不得不承认，疫情确实已经发生。第二幕，罗森伯格称之为"管理无序／随机状态"，在这个阶段，人们试图寻找真相：在疫情中，为什么有些人幸存下来了，而有些人不幸丧生。只有弄清楚原因，才能知道该如何采取行动、控制疫情。疫情发生的早期阶段，主要着墨于公众关于"怎样做才合适、怎样做才算是负责任"的猜想和评议。然后，到了第三幕，就"公众反应"进行讨论，展示一系列"融合了认知和情感因素的集体行为准则"。无论这些准则强调的是集体斋戒还是祈祷，抑或是隔离，都是社区团结的体现。最后一幕，病例数量开始减少，疫情得到了控制。

有人死了，也有人康复了。在这一阶段，人们才有时间来回顾以往、进行反省，虽然这种事情一般都该由历史学家去干。"一旦大家又倾向于否认已发生过的事情，一个漫不经心的社会是否会重蹈覆辙？"罗森伯格指出："疫情，总能提供时机让人们回顾过去的道德判断。"

如果说《鼠疫》中的反思，是对于一个没有病毒学家的年代的反思，在那个年代，人们生活节奏缓慢，人口较少；那么，《传染病》则给我们提供了反思的最新版本，它让我们对流行病疫情的想象和写作都发生了改变：流行病在进化、在向更远处蔓延，而人类则加快脚步竭尽全力去寻找控制方法，只是在如今，人们更多的是在实验室里寻找控制方法，而不是在教堂里祈祷。

恐　惧

如果我们知道可能要暴发某种可怕的流行病，类似于1918年令数千万人丧生（估计为当时全世界总人口的3%~5%）的西班牙大流感；或者是某种闻所未闻的病毒凭空出现，离开它们遥远偏僻的丛林老巢，出现在大都市（如《传染病》中描述的那样），我们会满怀希望地将目光投向阿里·赫科斯这样的病毒学家以及他们那些安全性极高的实验室。

2016 年年初的热点新闻，围绕的就是一般人（非病毒学专业学者）听都没听说过的寨卡病毒。这种病毒最早是在乌干达的寨卡森林发现的，而发现这种病毒的研究人员当初远赴寨卡森林，本是为了调查黄热病毒。他们发现，寨卡病毒、黄热病毒，加上会引发登革热的登革病毒，都通过埃及伊蚊进行传播。感染寨卡病毒并没有什么好恐慌的。尽管这种病毒早在 1947 年就已被发现，但是直到 1964 年才报告了第一例感染病例。经过 3 天的发热和一些疼痛感之后，患者完全康复了。研究表明，很多感染病例完全没有出现任何症状。

但是当病毒传到寨卡森林以外的地方后，它似乎发生了变化。21 世纪初，在大西洋各个岛屿暴发了寨卡疫情，患者表现出较为严重的症状，其中，急性炎症性脱髓鞘性多发性神经病（简称格林-巴利综合征，又称吉兰-巴雷综合征）尤为突出。此后，寨卡病毒传播到了中美洲和南美洲。人们不断发现证据，证明寨卡病毒极为可怕。其中有一条是，如果孕妇感染了该病毒，新生儿很有可能头特别小（术语为"小头畸形"）。在寨卡病毒肆虐的巴西，这种"小头畸形"发病率明显高于其他区域。而且，研究人员发现，蚊子并不是唯一的传播途径。带有病毒的精液能传播疾病，甚至汗液也有可能会让有些女性感染疾病。研发疫苗的工作迅速展开，巴西的布坦坦（Butantan）研究所、美国国立卫生院（NIH）、制药界巨头如葛兰素史克（GSK）以及赛诺菲巴斯德（Sanofi Pasteur），还有一些规模不大的生物科技公司也跻身于此。不过，对于需要多久时间疫苗才能研发出来，人们的预测大相径庭。

当然，在疫苗研发期间，我们也并不是无事可做。科学家忙乎的时候，我们也需采取行动帮助那些被感染的人群（那时还没有治疗寨卡的药物），同时还要限制病毒的传播。一些简单的措施会很有用，如把饮水桶加上盖子等。各个国家还开始限制人口流动，尤其是被感染人群的流动，数百年来，这种方法一直用来限制传染病的传播。

如今，有了更新更精密的方法来确定人们是否感染了病毒。这就是为什么数年前，很多机场都开始安装热感扫描仪，他们的目的是检测乘客体温，识别体温过高可能患有"猪流感"的乘客。

1986年，当全世界开始面临艾滋病（AIDS）威胁的时候，

第一章 疫苗的功能

英国著名医史学家罗伊·波特（Roy Porter, 2002 年逝世）在其著作中写道：

> 然而，恐惧之所以危险，是因为恐惧几乎从来就不是一种单纯的情绪，它总是受到操纵、受到利用。因此，造成恐惧的原因会被替换，恐惧的结果会被扭曲……例如，黑死病就被说成是犹太人干的，而整个欧洲的犹太人都因此而被屠杀……此后，在 19 世纪，新发生的可怕的霍乱疫情也同样遭到利用，加剧了社会的恐慌。霍乱始发于亚洲欠发达的内陆地区，此后在欧洲的流氓无产者中传播。在很多官方发言人的描述中，这一疫情就是大自然在昭示：流氓的内心本已污浊不堪，所以他们才会生病。

波特并没有质疑艾滋病（AIDS）疫情的严重性，他担心的是，因为传媒大鳄深信"恐惧有助于报纸的销售"，所以对于艾滋病疫情的恐惧被人为夸大。事实上，把那些和我们不一样的人——尤其是可能携带病毒的人——圈出来这种做法很有煽动力，因此在政治上也是一股很大的影响力。当媒体喋喋不休地谈论所谓"限制已感染人群的行动"的时候，人们就会呼吁要采取隔离措施，而这种情绪化的呼吁很容易泛滥，演变成对人们认为的易感人群以及病毒携带者的广泛的恐惧。举个例子,1981年艾滋病刚刚开始在美国流行的时候,感染人群中来自海地的移民人数特别巨大,这直接导致了对海地移民的歧视和驱逐,无论他们是否感染了病毒。

《传染病》这类电影将大规模疫情改编成电影情节,而现实生活中,病毒学家和制药行业则预测大规模疫情,这两者相互滋养,相互成就。电影以此前发生过的疫情为题材,同时,也给病毒学家带来不可思议的灵感来源,其故事情节常常被病毒学家作为参考,用于思考以及构想未来。

2011 年,内森·沃尔夫(Nathan Wolfe)的《病毒来袭 如何应对下一场流行病的暴发》(简称《病毒来袭》)(*The Viral Storm: The Dawn of a New Pandemic Age*)由企鹅出版集团出版,同年电影《传染病》上映。沃尔夫是一名病毒学家,他认为"大型流行病"这个术语,应当用于描述"某种病毒从最初的少数几个人传播到许多地方的许多人身上"这种情形,而不应该考虑其是否致命。"事实上,以我来看,"他写道,"我们很有可能经历了疫情传播而并不自知。"如果只有几个人感染了某种病毒,即使几乎没有任何症状,只要他们分布在世界各地,就应该算是一次大型流行病疫情了。

与此前疫情灾难片中的定义不同，《病毒来袭》认为任何一种病毒都可能造成危险。书中用大量笔墨描述了因为不规范的饲养、屠宰家畜导致新的病毒威胁的场景。另外，对于野生动物的捕猎和屠宰，家庭宠物和家畜混养以及高密度的动物圈养，这一切都会造成危险：某种病毒被其动物宿主感染后，会在人群中传播，产生灾难性的后果。毫无疑问，交通日益便利，人群之间的交互性日益增长，病毒就能够更加容易地跨洲传播。

沃尔夫讲述了他的一个合作伙伴针对最近一个世纪以来发现新病毒的比例进行的研究，其结果显示，此后十年间，平均每年将发现一到两种新病毒，这种增长的速度可以归咎于人类机动性的增加、人类生活方式的改变以及日益精湛的病毒检测手段。和他的其他同行一样，沃尔夫让我们深刻认识到，在未来，大规模暴发的流行性感冒和其他任何疫情都是不可避免的。作为"全球病毒预警（Global Viral Forecasting）"组织的带头人，沃尔夫试图让读者明白，流行病疫情不会随机暴发，并且，如果有正确、合适的监控手段，我们能够预测疫情，甚至也能预防疫情。

"预测和预防疫情当然不容易，但是我们可以做的事情很多，而且我们在不断取得进展，这样我们以后能做的事情更多。"同年，欧洲疾病控制中心（CDC）科研人员发表的一项研究正在沿着和沃尔夫的思路一致的道路推进。他们此前的研究证明，在过去的半个世纪中，成百上千的病原体曾经出现或反复出现。这些研究人员致力于"在现有关于疾病以及不断变化的社会生态环境的知识的基础上"，预测出2020年欧洲将面临的重大疫情。

他们描述的所有的场景都令人沮丧。

如同我们在大多数疫情灾难片中看到的那样——当然，不那么令人绝望的是，现实生活中的疫情并不像部分影片所描述的那样，整个人类都濒临灭绝——只要有最先进的计算机及信息技术、综合性监测手段以及充足的用于疫苗研发的资金，人类能够应对病毒的袭击。当然，这些技术到底需要有多先进、病毒学家和制药企业到底需要付出多少努力，才能帮助人类应对电影中描述的恐慌和社会的分崩离析，那又另当别论了。

应对疫情，除了快速研发疫苗之外，还需要采取别的措施吗？当然需要。在美国，对于生化恐怖主义的恐惧已经促使政府拥有紧急特权，政府能够合法地对嫌疑人进行非自愿的羁押和检查——这里说的嫌疑人，不是恐怖分子，而是任何被怀疑感染了某种"有威胁的"病原体的人。

如果说这种浩劫对于人类的肆虐程度取决于受害人群的应对，那么《传染病》这样的电影所表达的就不仅仅是娱乐了。这样的电影，不仅应该增强我们对于身穿白大褂的病毒学家的信任，也能让我们在脑海里不断演练，看看我们自己能够做什么。比如说，当电影中的政府代表以及 CDC 工作人员解释我们面临的风险的时候，我们是否会相信他们的说辞呢？

免　疫

我们希望科学家能够做什么？《传染病》中的科学家在致力于研发什么？维基百科给出的疫苗的定义简明扼要："疫苗是提供人体对某种疾病的获得性免疫力的生物制备手段。"这也许有助于人们理解这一问题。疫苗是生物制品——原材料来自某种天然的东西——与某种特定疾病相关。所以疫苗和奎宁或者阿司匹林不同。但是疫苗与众不同的功能到底是什么呢？什么是"获得性免疫"？

改变人类的疫苗

许多在显微镜下才能看到的微生物可能会威胁人类的健康。我们居住的星球上生活着数量巨大的病毒、细菌、寄生虫以及真菌，其数量远远超过其他生物。不过这些东西并不都是有害的。人类与其中的一些种类愉快地和平共处。事实上，一些生长在我们的肠道、胃、生殖器官中的细菌能够帮助我们避免感染或促进消化。人体内的这些外来的微生物，无论有益还是有害，都会展示出明显的、免疫系统能够识别的标记。如果有信号表明有害微生物入侵，免疫系统就会摧毁它们。疫苗就是一种帮助完成这项工作的东西。疫苗通常包含抗原，也就是少量的致病微生物。抗原能够刺激体内的免疫系统来应对可能发生的感染。而疫苗帮助免疫系统识别病原体，并在疾病发作之前对有害微生物发起有效的攻势。

疫苗能协助免疫系统来保护人类免受感染。不过如果想要搞清楚它们是怎样工作的，那就说来话长了。这不仅仅是因为免疫系统自身有一系列复杂的防御系统，更因为免疫学这门关于免疫系统如何运转的学科本身正在飞速发展，知识日新月异。

人体内有一个特殊的循环系统，它携带着淋巴液（一种含有淋巴细胞的透明的液体）在全身运转，而淋巴细胞在身

体的防御体系里至关重要。淋巴细胞包括生长于骨髓中的 B
细胞以及在胸腺中成熟的 T 细胞。美国国立卫生院发布的一
份文献解释说 B 细胞和 T 细胞的功能略有不同，它们对不同
的免疫形式负责。B 细胞制造在血液和淋巴液中循环的抗体，
附着于外来的抗原上作为标记，以方便其他免疫细胞来摧毁
这些外来的抗原。另外，B 细胞是抗体媒介免疫的重要组成
部分，具有一系列的功能，其中之一是整体协调人体的免疫
反应。和 B 细胞一样，T 细胞也在血液和淋巴液中巡回，不
过 T 细胞的作用不仅仅限于辨认出外来入侵者；它们还能攻
击并摧毁这些它们认定的外来入侵者。T 细胞负责细胞介导
免疫，有些 T 细胞负责刺激 B 细胞制造抗体，同时激发其他
的 T 细胞和被称为免疫系统里的清道夫的巨噬细胞。有些 T
细胞能变身为"杀手"细胞，攻击并且摧毁被感染的细胞，
并传输巨噬细胞，其任务就是吞噬那些不受欢迎的微生物。

更重要的是，人体内还有一种记忆细胞。当 B 细胞和 T
细胞的部队开始防御工作的时候，它们会把部分成员转换成
记忆细胞。等防御工作圆满完成、感染被击败之后，这些军
队就处于"静止不动"的状态。但是记忆细胞仍然保持警觉，
在同样的病原体再次入侵时能够很快识别出它们。有了这种
预警，免疫系统能够很快采取行动，机体也能比第一次被入

侵的时候更快地做好防范。这种过程就是天然免疫，绝大多数人一生下来就能从中受益。而且部分类型的免疫细胞能够通过怀孕从母体传递给胎儿，因此新生儿生下来就对某些疾病具有一定时间长度的免疫力。

与天然免疫不同的是获得性免疫。名副其实，这种免疫力来自疫苗，这一类被引入人体的物质，分为"获得性主动免疫"及"获得性被动免疫"。当来自另一个动物或者人体的抗体被注射到人体内来进行疾病预防或治疗的时候，就产生获得性被动免疫。比如说，注射破伤风抗病毒素或者狂犬病免疫球蛋白，就是一种获得性被动免疫的方式。这种免疫见效极快，但是产生保护作用的时间很短。因此，这种方式目前的主要作用，是对处于易感状态的人群提供保护，如当人们接触了某种严重疾病传染源的时候，就可以立刻使用这种方式进行处理。而疫苗倾向于提供主动免疫，也就是激发免疫系统使之进行主动防御。

《传染病》一片中的某些角色肯定知道这一点，尤其是那些在实验室埋头苦干、分离病毒并制造疫苗的病毒学家，他们对于疫苗的功能知之甚详，这些知识对于他们的工作来说至关重要。而 CDC 和 WHO 的公共卫生专家的情况则不一样，他们要弄清楚某种流行病暴发的原因及传播的途径和速度，规划收集样本的策略，控制已有疫情，并在疫苗制造出来后迅速进行配给。电影中的外行们，和现实生活中的大多数人一样，则对病毒、免疫以及流行病等知识一无所知。

无论这些知识有多要紧，那些抽象概念的定义（如维基百科对于疫苗的定义）都缺乏某种重要的东西。到底是什么"东西"？从"东西"这个词到底有多少含义就很清楚（你做梦都想不到），我们压根就无从知晓。任何一种人造"东西"，以不同方式接触的人们，都有不同的考虑。如果我们想知道为什么有些人想这样使用这种"东西"，而另一些人想用另外一种方式使用，字典上的那些定义几乎完全没用。

就拿飞机来说，尽管飞机对于所有与之有关人来说都非常重要，但是很明显，对于组装引擎的工程师、驾驶飞机以便使数百人安全抵达地球彼岸的飞行员、每周乘坐飞机往返于伦敦及阿姆斯特丹的商务精英来说，飞机的意义大不相同。我们几乎可以无限拓展这个例子中涉及的人物表，如在乘客下飞机以后蜂拥涌上飞机的清洁工和行李员、受飞机噪声影响不能顺利入睡的人等。这一点就如同《传染病》一片中疫苗的角色：对于某人来说是在实验室里日复一日的煎熬，对于另一人来说是必要的工具，而对第三个人来说这就是他全部的希望。

生物科学家认为疫苗是对于人体有某种影响的物质。他们评价某种疫苗的有效性的指标是血清转化比。在激发机体产生足够抗体以对抗可疑病原体方面，某种疫苗到底有多少效果？免疫系统需要时间来接受刺激并采取行动，在人体内大范围的血清转化发生后，接种了疫苗的人能够检测出抗体阳性。公共卫生专家、国际卫生组织官员或者各国卫生部长在考虑大规模使用疫苗的时候，他们更关注各种数据，如疫苗能够多大程度上减少死亡人数或抑制疫情？他们也越来越多地关注其成本。

保卫世界

对于在公共卫生前沿拼搏的专业人员来说，确定疫苗诱发的免疫反应的确切性质远远不如确定疫苗的最佳使用方式重要。疫苗最早开始投入使用的时候，几乎还没有人知道抗体是什么，更不用说病毒或者 T 细胞了。人们指望病毒学家和公共卫生人员来制定管用的疫苗研发应用的制度，如接种多少针才能达到有效保护，什么年龄接种疫苗最合适等。如果过早接种疫苗，疫苗可能会和儿童先天携带的来自母体的抗体产生冲突，或者疫苗在风险最大的时候就已经失效。如果接种过晚，孩子可能还来不及接种，就已经被感染。

尽管疫苗并不是保护公众健康的唯一工具，但是其重要性正在日益凸显。随着新的疫苗不断出现，接种计划也变得越来越复杂。现在许多给孩子进行接种的常规疫苗其实都还是不久前才开发出来的。以美国为例，水痘疫苗1996年开始推荐使用，甲型肝炎疫苗则是在2000年，肺炎疫苗在2001年。2015年9月，2月龄婴儿应该开始使用乙型脑炎疫苗。如今，孩子接种疫苗的种类比他们的父母要多得多，大约是祖父辈的两倍。

新疫苗不断问世，老疫苗因更新换代而价格上升，两者叠加，使得儿童接种疫苗的费用持续增加。无国界医生组织指出，在贫困国家，虽然目前孩子们能够通过接种进行预防的疾病已经是2000年的2倍，但是接种费用上升了68倍。在英格兰和威尔士，疫苗接种计划显示，从2月龄到14岁之间，每个孩子都要接种14种不同的抗原，这一数量与美国和澳大利亚大致相当。这并不意味着要接种14次，有些抗原（如白喉、破伤风、百日咳或麻疹、腮腺炎、风疹）等会整合在一针进行注射，不过大多数疫苗需要接种两次以上，以保证长效保护。除了采用注射方式，另一些疫苗则是通过滴剂或鼻腔喷雾给药。疫苗接种计划在不同国家各不相同。在荷兰，每个孩子从6~9周龄开始接种，需要接种11种抗原，印度孩子在出生的时候接种3种，在1岁以前还需要再接种9种。

尽管在发达国家，家长们会按时带孩子接种，但是并非所有国家的家长都能做到。令人担忧的不仅是有人没有按时接种，还有，未按时接种的人数还在上升。这一点非常重要，如果大多数人都有免疫力，病原体（某种病毒或者细菌）就没有什么受体可以感染，疾病的传播也就终止，这种现象叫作"群体免疫"，意味着即便有人没有接种疫苗，因其人数极少，也不容易被病原体感染。"覆盖比例"之所以引起广泛关注，其原因之一（并非唯一的原因）是，只有在覆盖率很高（一般来说需要80%~90%的人群接种了疫苗）的情况下才能做到群体免疫。不过群体免疫发生作用所需的覆盖率到底是多少，现在还没有准确的数据，主要视疫苗的有效性而定，也取决于病原体传染性的严重程度。这就是《传染病》中流行病学家在紧急疫情发生时特别急于弄清楚的。

流行病学家使用参数"R_0"来衡量病毒的传染性。这一参数指在一个完全没有感染某病毒的人群中、某个已感染该病毒的人可能会感染的平均人数。这个数字越大，这种疾病的传染性就越强。获得性免疫缺乏病毒（HIV）的 R_0 是2~5，脊髓灰质炎是5~7，麻疹是15~18。

在亚洲和非洲的大多数地区，疫苗接种率刚刚开始接近关键的80%~90%，而且只限于几种非常基本的疫苗。WHO官网声称，2014年，86%的儿童接种了三针脊髓灰质炎疫苗，85%的儿童接种了一针麻疹疫苗。但是这类数据很大程度上受到人口极为密集的国家（如中国、印度以及巴西等国家）的数据的影响，而接种比例极低的小国，对这样全球性的数据没什么影响。此外，某些国家（包括印度）存在着地域之间或社会经济方面的不平等，不过即使这种不平等的情况十分严重，同样也无法在这种全球性的数据中得到体现。

虽然很难区分疫苗接种与改善生活条件（卫生、营养、水质）和改善产妇、新生儿护理技术对于降低儿童死亡率和感染严重疾病的概率所造成的具体影响，但是，毋庸置疑，疫苗在其中发挥了巨大的作用。以脊髓灰质炎为例，其发病率从1988年至今，降低了超过99%：1988年发病350 000例，而到2014年仅报告359例。1955年，仅在美国便有29 000例脊髓灰质炎病例，其中1000例死亡，但是从1960年以后就再也没有新病例报告了。全球麻疹病例数量从2000年的约546 800例降低到了2014年的114 900例，降低了79%。由于世界上还有些地区疫苗接种覆盖率极低，许多儿童仍在染病并死亡，因此过去四十年间，大量的人力物力用于拓宽疫苗接种项目的范围，以及增加向贫困国家的儿童提供接种的抗原数量。

带孩子去接种的家长以及每年都注射流感疫苗的成年人，对这样的事情要么是知之甚少，要么毫不在意。我们对于免疫系统或者 R_0 的了解并不多，很多人也不了解麻疹、脊髓灰质炎或者疟疾的死亡率的统计数字。那么为什么大多数家长，至少是那些有机会去接种的家长，会带领孩子去接种呢？这是不是一种被动的应对，就因为其他家长都去了，或者因为这是应该做的事情？或者是不是应该对这些孩子们可能面临的风险有更主动的评估？

当然这不是孩子们所要面对的唯一的风险。很多孩子要面临暴力、无家可归或者食不果腹等风险。他们的家长不得不绞尽脑汁让他们能够活下去。就疫苗问题，我们需要把话题范围缩小一点。在健康方面，孩子们面临着什么样的风险，或者是他们的家长认为他们面临着什么样的风险？流行病学家预估的染上某种传染病的风险，一般来说和家长们怀有的风险感不怎么一致。我们对于风险越来越敏感，而且也越来越反感，所以家长们对于疫苗的态度也就会摇摆不定了。

进退维谷

长期以来，我们对于疫苗与健康的关系，有两个不同层面的理解。一是疫苗帮助保护儿童娇嫩的身体，二是疫苗也保护"社会的身体"，即人类的群体。"群体免疫"这一概念把两者联系起来。在我们目前所处的全球化时代，还要再加上"全球"这一维度。

如果我们认为健康是一种"全球公益"，而疫苗是确保健康的一种途径，就得先承认疫苗是一种"公益"，而非商品。一般来说，商品指的是获取或者购买的物品（衣服、苹果、书籍等）以及享受的服务，而且平时我们的消费，绝大多数都是"个人行为"，就像我们每天付钱买面包或米饭，都是纯私人事务。"公益"就不同了，如新鲜空气、停车位或公共图书馆，都无需付费，谁都可以用，取之不尽、用之不竭，就算我用得多一点，也并不意味着你能用的就会少一点。"全球公益"因而被定义为能够跨越国界共享的好处，无论何人何地，无论支付能力大小，都能享受其益处。公益并非出于商业目的而生。既然其定义为无论支付能力如何均可享用，那么也就无利可图，所以需要国家政府出面来承担这些社会服务，包括饮用水、公路等基础设施及教育等的成本。当然至少在过去政府是这样做的。

因此这里就出现了一个争议：既然没有哪个国家的政府有责任为全球公益付费，那么该来为此负责任的，就该是跨国或者多国组织。

人类学家微依那·达斯（Veena Das）认为，由于免疫切合"公益"这一概念的所有标准，因而毫无疑问，免疫就是一个典型的"全球公益"；更重要的是，免疫目前已经是公认的全球公益。这意味着，人人都深信免疫会给全球带来好处，所以社会资源分配给了疫苗研发，疫苗研发得到了资助。这也意味着，人们优先关注的不再是某个个体儿童或者其所居住的社区的健康需求，而是全球所有人的健康需求。

而在实践中，优先考虑"全球"这一概念又意味着什么呢？达斯以她1997年在印度中央邦进行的研究为例，描述了这一含义。她告诉我们，她在一个非常小、非常贫困的村庄里偶然见到了一名看上去病得非常厉害的婴儿。村里没人有食物，女人们苦等村里的男人们弄点食物回来。达斯很担心这个高热不退的婴儿，问村子里的女人是否知道要给孩子补水。"她们什么都不知道，邦里雇佣的护理助产士从来没有来过这个村庄。不过，在去年的全国疫苗接种日，他们全部都被召集到主村的学校，在那里，所有的婴儿统一服用了脊髓灰质炎疫苗。"在这个穷困的村庄，村民们都在苦苦挣扎以求生存，这种情况下，我们真的很难想象对他们而言，脊髓灰质炎疫苗接种居然会处于优先考虑的地位。

为什么数百万这样居住在穷乡僻壤的母亲会愿意长途跋涉给她们的孩子去接种疫苗，甚至不惜耽误一天的挣钱的功夫呢？是因为她们深信，让孩子接种乙肝疫苗或者轮状病毒疫苗会对孩子的未来有好处，即便她们可能从来都没有听说过这些疾病？还是因为卫生部门的人时不时来他们村里来劝说他们这样做？或者是因为村里其他的母亲这样做，所以她们也跟风？还是因为有人向她们保证了什么或威胁要夺去什么，所以不得不这样做？

微依那·达斯引用了某个公共卫生官员设计的措施（他

因此而获得奖励）：没有接种疫苗的孩子，不发出生证，这也意味着孩子们也得不到凭出生证才能领到的福利。达斯表示，"这样的措施显示，国际组织方面在追求那些毫无疑问非常重要的目标时，剥夺了公民的其他权力，这实际上是十分傲慢的举措"。不错，这些目标的确非常重要，但是对普通人来说，并不一定就是最大的益处。

我也同意她的看法。

因为没有接种疫苗而被剥夺福利的家庭，很有可能就是最需要福利的家庭。尽管这篇文章基于在印度进行的研究，提出的问题却适用于任何地方。英国、加拿大、意大利的大多数家长为什么会带孩子们去接种？是因为他们深信疫苗会给孩子的健康带来好处吗？还是因为家庭医生建议这样做？抑或是因为社区的其他家长这样做了？还是因为如在某些国家一样，如果不带孩子接种疫苗，就会受到政府的惩罚？

在美国，必须有证据证明注射了所有的疫苗，孩子才能进入州立学校读书；加拿大各省实行的是同样的政策；澳大利亚并不强制要求疫苗接种，但是如果孩子没有全面接种，家长就会被取消某些福利。欧洲各国情况差异较大，大约一半的国家没有实行强制接种，其他国家对于某一种或几种疫苗有强制接种要求，主要是脊髓灰质炎，也有少数国家对白喉及破伤风或乙肝有强制接种要求。无论强制与否，欧洲各国的接种比例总体很高。

既然如此，接种的目的重要吗？是想要保护孩子、是因为利他主义（为了全社会的利益），还是出于被迫，这很重要吗？如果仅仅关注接种人数，尤其是覆盖率，那么数据后面的真相其实并不重要。这也许表明，如果国民"不听话"，不采取强制措施，就没办法达到必要的接种率，那么就这样吧，强制就强制，毕竟，只要目的正当，就可以不择手段。

但是果真如此吗？

近年来已经出现了一些反对强制疫苗接种的观点。其一是认为这是政府专断。历史学家保罗·格里诺（Paul Greenough）曾针对在南亚进行的强制性天花疫苗接种撰写了很经典的分析文章，在文中他说：

这种强制措施会让民众极为不满，从而抵制下一轮的疫苗接种。在南亚，民众都记得，他们曾经因为疫苗接种的问题受到过政府及其相关机构的打压，那些痛苦的记忆深埋在心底。在那里，民众的识字率非常低，公共事务无法通过书面形式传达，反而多是口口相传，因此谣言满天飞。那些谣言扭曲政府的动机，攻击相关机构的行为。因而谣言就如同疾病本身，是对公众健康的极大威胁——会使得民众逃避并反对接种疫苗。

该文写于 1995 年。格里诺在文中也提到了一个截然不同的观点，而该观点在当时的重要性也在与日俱增。为什么在孟加拉，强制民众接种疫苗就没问题，而在柏林、伯明翰或波士顿，就变成了完全不可思议的事情？过去数年中，人权、个人权利及公民权利都受到了越来越多的关注，尤其是在 20 世纪 80 年代出现了艾滋病危机，由此引发的伦理问题得到高度关注，争议也愈发激烈。对政府而言，是否威胁越大，强制的力度也该越大？如果接种覆盖率已经达到 85%，政府该不该还去强制剩余的 15% 进行接种，即使他们可能持怀疑甚至反对态度？在某些地区，有些人因信仰原因而不愿意接种疫苗，该不该就放他们一马？

几年前，意大利决策者取消了全民强制接种疫苗的规定，那些接种覆盖率很高的地区，可由家长自行决定是否接种。

　　然而在另一方面，日益增加的危机感也可能迫使政治家们走向另一个方向。从 2016 年 1 月起，加利福尼亚州规定，所有家长不得以任何理由（除了医疗原因以外）申请免于给孩子接种。也许是因为同样的危机感，伦理学家也开始思考其他和疫苗相关的各种两难之境。当疫情来袭，而疫苗数量有限，谁应该优先接种？是风险最大的人群（家人已经被感染），医务工作者（只有在健康状况下，他们才能在疫情中做出最大贡献），还是孩子及年老体弱者（一旦感染特别容易倒下）？

　　另一个问题是关于易感人群的界定，流行病学家可能会认为某个特定群体（无论基于种族、性取向、年龄还是性别等因素来做出判断）感染的风险比其他人大，那么，当一种新的昂贵的乙肝疫苗面世的时候，只给易感人群接种，这样做是否合理？许多国家就曾这样做过。或者这种只给易感人群接种疫苗的举措，是否同限制该人群的行动自由、禁止他们献血，同样也是一种歧视或者羞辱？

疑虑重重

　　家长们如何看待孩子接种疫苗？显然，由于人们居住的国家的社会、文化和环境都大相径庭，所以这个问题很难回答。如果一个孩子居住的地方，到处都是蚊虫，又缺少清洁的饮用水，营养又不能得到保证，那么对于来自疫苗保护的需求就比较高，而这一点是资源匮乏的卫生系统绝对供给不了的。但是话说回来，如果无法享受医疗服务，或者出于宗教原因不愿或不想或不能接种疫苗的话，这种需求也会减少。

在工业化国家，大多数家长把接种疫苗视为理所当然，他们会按时带孩子去诊所或者儿童门诊接种疫苗，同时也检查孩子的发育情况。在西欧、北美和很多其他地方，一般家长都是这么做的。其原因，正如我此前所说，可能是出于对于疫苗的信任（他们觉得疫苗能够保护小约翰尼或小丽萨免受麻疹、百日咳或乙肝之苦），或是因为我们信任的医生、护士或上门探访的卫生工作者建议这样做。大多数人不太会去琢磨为什么一定得让孩子接种疫苗，家长们只是耐心等着轮到他们。不过一旦面临新的杀手型病毒流行，事情就会发生变化，人们的观点也开始发生改变。当学校关闭，市民们被要求不要出门，甚至不要握手、不要怀孕，正常的生活就会被打乱。人们会将此与1918年的西班牙大流感进行对比，而疫情感染人数的预报则会让人更为焦虑。当疫苗成为最大的甚至是唯一的希望的时候，接种疫苗就不再是简单的日常生活的一部分。人们对疫苗的期望值会突然升高，这也让人会以不同的眼光看待同一事物。我们会想起看过的各种影片，想起是科学家拯救了人类。于是大家脑海中不约而同地浮现一个念头：我们需要疫苗，现在就要！

　　关于疫苗接种，人们认为家长们在被动接受和出于恐慌而产生需求之间摇摆不定，但是这种看法并不能反映整体形势，还有第三种情况，即有些人持怀疑态度，其中包括很怀疑和略带疑问。有些家长完全抗拒疫苗接种，他们认为孩子的免疫力应当是自然而然地加强，而不应当通过接种他们所认为的病原物质来加强。他们组织了"水痘派对"，或者用其他方式来让一个染病的孩子来感染其他孩子。还有些家长认为疫苗会导致很多原因不明的疾病，如自闭症、嗜睡或肠易激综合征。尽管这样的家长人数在工业化国家中并不多，但是据说他们在互联网上活跃的程度超过了他们人数的比例。而那种程度较轻版本的怀疑——有点儿犹疑、不那么确定——更为广泛，不过这种态度并不会在网上遍地开花地出现，甚至范围也不大，不易为人察觉。在本书最后一章我将讨论我对这种态度的来源和看法，以及为什么我认为这种态度正在传播、蔓延出去。

改变人类的疫苗

尤拉·比斯（Eula Biss）是任教于美国某所顶级大学英语系的一位作家，她写了一本书，发表了自己的看法。在书中，她提到在她怀孕之后、宝宝出生之前，她突然产生了保护即将出世的孩子的强烈愿望，而这种愿望使她变得强大，也令她深入地思考她能为孩子所做的事。孩子出生之前，她开始阅读免疫方面的资料，很快，她看到大量关于疫苗安全性和有效性的争论，以及关于疫苗通常含有的添加剂和防腐剂——甲醛、汞、铝。在书中，她谈到对于免疫这一概念的思考，谈到血和吸血鬼故事的文化意义，也谈到根深蒂固的"异类"是感染之源的观点。

比斯在书中写道，接受她访谈的母亲们中弥漫着浓浓的不信任感：政府的政策不合理，媒体不可信任，企业利益败坏了一切，即便是语言也堕落了。她认为，"群体免疫"这个话题，"让人联想到'从众心理'，从而想到愚蠢，也就是说，人们会认为'从众'的人群是愚蠢的。"

我们该相信谁，该相信什么事？比斯本人所处的圈子，是受过良好教育的中产阶级，他们的世界里充满了怀疑、焦虑、相互矛盾的信息，无论是公立还是私立机构，他们都不相信。但是同时，他们也认为自己生活的圈子受到保护，拥有特权，所以，正如比斯所说，"很多像我这样的人认为，公共卫生措施并不是为了像我这样的人设立的。"因此，尽管她的确带她儿子去接种了，但是在她的书里，她非常明确地反复表示，虽然她做出了这样的决定，仍然心怀犹疑、忐忑不安。她希望让我们理解，她生于这样一个文化背景的家庭，心里充斥着满满的不信任，甚至常常感觉受到背叛，她生长的这样一个环境处处令人沮丧，除了做出这样的决定，完全就无他路可走。

道德反思应该能够帮助我们做出"正确的"决定，但是什么样的反思才能够帮助我们应对各种决定，尤其是在心存犹疑时做出那些决定呢？

我们是如何走到今天这一步的？

如今，投入到疫苗研发和疫苗接种的资金数量巨大。疫苗价格从几分钱到一百多英镑、欧元或美元一针不等，采购量动辄数百万支，形成了一个庞大的全球市场，据说疫苗市场年均250亿美元，而且这个市场仍在迅速增长。除金钱外，人们投入的还有非常强烈的情感偏好。我们希望提升技术，借此保护孩子免受伤害和死亡的威胁。而对于卫生部的官员和卫生专业人士来说，这也是一种政治投资：全国疫苗接种率的上升，能够让他们的个人声誉得到提升。当然，如果有证据表明很多人因此获救，他们就能得到表彰；但是如果结果与预期相差甚远，也有人会被推出去承担责任。

1976年，在新泽西迪克斯堡的一名列兵身上发现了一种流感病毒，该病毒与引发1918年西班牙大流感的病毒相似。政府免疫顾问委员会建议，在全国范围内进行疫苗接种，来对抗这种后来被确定为"猪流感"的病毒。时任美国CDC主任建议联邦政府立刻与药企签署合同，尽快生产出足够的疫苗为全国人民接种。由于总统大选临近，白宫也参与进来。在召开高规格会议之后，杰拉尔德·福特总统（Gerald Ford）召开记者招待会，宣布他接受了这些建议。一个全国性的流感免疫接种项目（NIIP）因此启动，耗资1.37亿美元，超过4000万美国人接种了疫苗。

不幸的是，疫苗有副作用：经诊断，有54人因接种疫苗而患上了吉兰-巴雷综合征。更糟糕的是，预期中的疫情并未发生。感染了该病毒的只有一人，也就是那名列兵，他死于1976年。同年11月，NIIP终止。新上任的总统吉米·卡特（Jimmy Carter）和卫生教育社会福利部部长约瑟夫·卡里法诺（Joseph Califano）都认为 CDC 的主任应当离职。人们本以为这件事情会带来荣誉，提高政府的可信度，然而这一切以及投入的上亿美元都化为泡影。

诸如此类的故事告诉了我们什么？2006 年，参与了1976 年猪流感疫苗接种计划的理查德·克劳斯（Richard Krause）告诫公共卫生决策者，当他们面临类似的疑似疫情事件时，应当吸取教训：

目前，各国或国际性组织以及南亚各国政府卫生部都身处抵御禽类流感的前沿阵地。我们是否应该储备药物？是否应该制备疫苗？杀掉感染禽群？这种时候很难做出决策，而且，批评也一定会如影随形，但是正如杜鲁门总统（Harry Truman）所说："你要是受不了那个热，就别在厨房里待着（怕死就别上战场）。"

在面对禽流感以及后来出现的猪流感时，如果他的继任者看到这段话，脸上一定会浮现出苦笑。不过，这样的吸取教训并不是我们回顾以往的唯一目的。我们都有那么一些时刻在扪心自问："我们是如何走到这一步的？"这样的反省也许会有好处。比如说如果我迷路了，我会自问，我是从哪条街、哪条路到了这里的。回顾足迹，能够让我回到更熟悉的起点。或者在交谈过程中，当我对谈论的人和事觉得惊讶的时候，我会想想我为什么会谈到这些。我们是怎样一步步谈到这些点的？出发点很有可能仅仅是因为好奇，或者我们想要回到开始谈论但是后来偏离了的话题。是不是在很久以前就拐错了弯？无论是行路还是谈话，我们都能回到某个点，然后重新开始，走不同的路线或开启不同的话题。

从更长远一点来说，在人的一生中，情况复杂得多。也许根本就没有这样的点。各种因素层出不穷、日积月累。"你懂的……一件事会引出另一件事"。不过提出问题也许还是能够给人一点启发的。自传也有同样的作用：探讨我的哪些经历使我成长至今。那么公众事务呢？有没有一种因素使得我们组成了如今我们身处的社会、社团或国家？或者更具体一点，为什么公众健康如此依赖疫苗接种？——或者说，通过将某种病原注射到某个易感的儿童体内，就能如此有效地保护他的健康——我们能够从中了解到什么？我认为我们将会发现，无论我们对待疫苗的态度是支持还是反对，这些态度都有其根深蒂固的根源，而疫苗的功能也远比我们设想的要多得多。

　　尽管现代社会中，公众健康在很大程度上依赖于疫苗接种，但是公众健康这一概念的存在，远远早于疫苗的出现。当各国、各个城市的统治者（管理者）开始关注保护其子民不受疾病传染之苦的时候，他们总有那么一两种方法。有些政府倾向于"消灭传染者"。他们致力于阻断疾病的传播，强调限制易感人群的流动，将他们和他们的商品和牲畜统统隔离起来。相反的是，"消毒主义者"注重改善人们居住和工作的环境，对于他们来说，最重要的事情是通过清洁和消毒杀死所有的细菌。医学史专家中有一种比较流行的观点，认为独裁型政府如普鲁士等，会倾向于"消灭传染者"，而民主共和制度下的国家，如英国，更愿意采用"消毒主义者"的方法。

　　到了 19 世纪下半叶，人们开始逐渐认识到疾病是由特定的生物体，也就是细菌引起的。新兴学科细菌学并未立刻激发"公众健康"方面的革命，尽管其理论更符合"消灭传染者"的观点。但是，即便人们越来越明白，贫穷和肮脏不是疾病的唯一起因，有关微生物的新知识，也并没有能够完全排除环境因素或者卫生手段在民众健康中的作用。两种方法都在新发现的引领下进行调整。光是采用卫生清洁手段，并不足以控制传染的蔓延；而另一方面，因为可以通过检测出体内的致病细菌来判断哪些人受到了感染，对这门新科学大唱赞歌的人则怀疑有没有必要采用传统的隔离手段。

当然，科学是一回事，政治又是另一回事。医学史学家彼得·鲍德温（Peter Baldwin）指出，在 20 世纪初，世界上几大强国常常支持把隔离当作一种方式，来限制竞争国家的贸易。而哪些国家有能力使用恰当的卫生措施，也没有统一的看法。鲍德温指出，想要维持使用隔离手段来保障公众健康，公众的意见同样重要。隔离使某些国家某些城市的公民有安全感，所以在政治上，很难放弃隔离手段。一个世纪以后，事情仍然如此。

那么，疫苗接种到底能做什么呢？牛津英语字典说，术语"疫苗接种"首次在 1803 年使用，指的是将牛痘种入人体内以预防天花。"接种"这个词起源于拉丁语中"母牛"一词。疫苗这个术语的词源及其使用的故事早已广为流传。

在 18 世纪后半叶，天花（smallpox）每年仅在英国，就会夺走数万人的生命，而在整个欧洲，则有约 100 万人因此丧生，其中大多数是儿童，很多患者会因病致残或破相。19 世纪早期，天花死亡率急剧下降。在人们的心目中，挽救了无数人生命的英雄是爱德华·詹纳（Edward Jenner），英国的一个乡村医生。

　　H.J. 帕里什（H. J. Parish）在《疫苗接种史》一书中，讲述了一个稍微比较复杂的故事：多塞特（英格兰西南部的一个郡）一位名叫本杰明·杰斯蒂（Benjamin Jesty）的农场主发现，他家两个感染了牛痘的仆人似乎对天花免疫，于是他率先在家人身上试着种了牛痘。20 年以后，格洛斯特郡的医生爱德华·詹纳进行了更加科学化的实验，他希望能够弄清楚，人类感染过牛痘后是否就能免受天花感染。1796 年，詹纳发现，从一个感染了牛痘的人的创口上提取到液体，擦涂在另一人的胳膊上的创口处，这第二个人也能受到保护不感染天花。谢天谢地，医生不必常备病牛了。

　　从染了牛痘的人的创口处提取的液体，叫作"人化牛痘苗"（humanized lymph）。"lymph"在希腊文中表示"纯净清澈的溪流"，现在，也用来指代人体内运输某些种类细胞的透明的液体——淋巴。詹纳的实验结果通过了伦敦顶尖医生的检验，到了 1800 年，用人化牛痘苗接种已经在数不清的天花医院实施，全世界约有 10 万人接种。拿破仑和时任美国总统托马斯·杰弗逊（Thomas Jefferson）给予了有力的支持。

在詹纳的呼吁下，1808年在伦敦成立了全国疫苗中心（National Vaccine Establishment），由皇家内科医师学会主管，其功能是应要求为英国境内及其殖民地提供人化牛痘苗，偶尔也为欧洲其他国家提供。很快，该中心就面临无法满足需求的困境。同样困难的是，要保证提供的人化牛痘苗在到达某些遥远的目的地的时候不会变质。不过那时候并不是每个人都相信接种，许多人，包括很多医师及科学家，认为有目的地将某种有害物质植入人体内，甚至是儿童体内，是既荒谬又邪恶的事情。

西班牙国王的智囊团提出了创新性的建议来解决长途运输的问题。1802年，西班牙国王得知西班牙的一些殖民地面临着毁灭性的天花疫情。因其家人也感染过天花，所以国王决定采取行动。1803年11月，他们派遣一个疫苗接种小分队乘船离开了西班牙，小分队中有22个父母双亡的孩子，在途中，疫苗（人化牛痘苗）一个接一个地接种到孩子们身上，以保证在数月后船只抵达南美时疫苗仍然有效。之后，西班牙国王命令小分队继续前行，又从墨西哥前往菲律宾（接下来是去中国澳门和广东），最早随船只出发的西班牙孩子留在了墨西哥，25名墨西哥孤儿代替了他们的位置。小分队一旦抵达某个地方，立即努力进行系统化的接种，同时在本地制造人化牛痘苗。不过这种努力并不是每一次都取得了成功。后来，在当地生产疫苗最终成为唯一可靠的解决方法。

那时，不仅人化牛痘苗已经能够广泛供应，部分政府也已经将接种变成强制性措施，拒绝接种的人会受到惩罚。天花引起的死亡率及破相率大幅降低。但是这不是天花接种项目在全世界实施得到的唯一的结果。

詹纳的发现以及早期的细菌学家的工作（我们将在下一章讨论）为现代免疫接种学打下了基础，现在，我们已经研发并生产了更多更好的疫苗。回顾过往，我们可以很容易就理出一条清晰的疫苗发展的脉络，也就是科学、技术和医疗实践的发展脉络。科学通常就是这样发展的，这一次也不例外。

但是，疫苗及接种的发展历史不仅仅只是一个故事。如果我们带有更具批判性眼光来进行审视，我们可能会联想到更多。其中之一是疫苗的使用。疫苗是如何使用的？是如何到达需要保护的人群（主要是儿童）的？疫苗和其他医疗实践和保健服务之间有什么关系？谁来决定用哪种疫苗、给谁用？决策是怎么做出来的？接种是应当自愿还是强制执行？

公众是如何看待疫苗接种的？在工业化国家，对大多数家长而言，疫苗接种是普普通通很寻常的事，是默认的选择。但是如果疫苗是（或者曾经是）用令人恶心的生物材料制造的呢？这种"普通的事情"背后，人们的观点到底会不会发生变化？恐惧会不会打破那些习以为常的观点，令人们对疫苗产生狂热的需求（甚至，如同电影中描述的那样，产生病态的需求）？这种情况有多普遍呢？

在大多数社会中，人们能够利用所谓的"文化资源库"来衡量疫苗及疫苗接种。这些"资源库"因地而异，均基于人们记忆中积累的令他们印象深刻的经历。在遭受威胁和恐慌的时候，工业化社会的居民会把疫苗接种当作唯一的希望。而无所谓、被动地接受，是对待疫苗接种的另一种态度，目前也是最广泛存在的态度。但是在大多数国家，总是有些人反对疫苗接种，这表明人类的天性中也存在着怀疑和抗拒。具体情况会发生变化，由此引起的狂热和怀疑也会随之变化。但是无论哪种，都有根深蒂固的因由。

尽管我们都知道细菌致病，但是一旦疫情发生，人人心底都会有一种需求，把某些与众不同的"异类"，斥为疫病的源头。正如罗伊·波特（Roy Porter）在艾滋病疫情初起的时候所指出的那样，"当街头小报开始惊呼'男同瘟疫'的时候"，谁应当对大众的恐慌负责？毫无疑问，就是这些不遗余力推送信息的街头小报。人们厌恶污名化，所以，男同团体面对"男同该为艾滋病流行负责"的指控时采取了行动；而早在一个世纪前，社会最底层的人群（所谓的"从不洗澡的人"）被指控为"疫情的源头"时，也提出过抗议——这两个群体，虽然生活在不同的时代，但都是疫情最大的受害者。

在19世纪，无论人们多么害怕感染天花，也有人并不赞同强制接种疫苗。1871年，荷兰政府为了应对天花疫情，要求在校学生全部接种疫苗，结果引发了大范围的抵制。几年后，"反强制接种疫苗联盟"成立。这种抵制，与其说是针对接种疫苗，不如说是针对强制接种疫苗。这个组织中很多人认为强制措施侵犯了个人自由。

在20世纪早期，荷兰人认为宗教信仰是反对接种的一个正当理由，到目前为止，这一观点没有发生改变。在19世纪七八十年代的美国，也有一股强烈的反疫苗风潮，尽管各种反疫苗接种团体的动机与荷兰人的已经稍有不同。美国的这些团体领导人，很多是"非正规医生"〔包括各种同种疗法（顺势疗法）医师〕，他们觉得他们行医的能力受到了国家干预的威胁。

英格兰和威尔士分别在1853年和1871制定并通过法律，强制给婴儿接种天花疫苗。之后，反对意见也开始出现。法律实施后，有能力支付看病费用的人群在接种疫苗时，比穷人方便得多。没钱支付全科医师费用的家长，会被安排去由政府扶持、依据《济贫法》进行运转的接种机构接种。因为整个《济贫法》本身就非常受人憎恶，所以这项规定简直就是一种残酷的羞辱。更糟糕的是，《济贫法》资助的接种医师还必须找出并起诉那些不依法接种的贫困家长。正如史学家那嘉·德巴奇（Nadja Durbach）所述，蓝领阶层对于国家越来越严苛地"约束、惩罚身体"有一种深刻的不满，而疫苗接种看上去就是其中的一个方面。中产阶级中的反对者，针对的主要是强制接种对个人自由的侵害；而数以千计的蓝领阶层反对者中，反对意见各有不同。但是，在19世纪60年代开始出现的一次反疫苗接种运动中，各种反对者们开始建立联系。

德巴奇指出，无论是支持者还是反对者，都呼吁应当有完善的公民权。一方面，接种是公民应该履行的义务，是为了保护整个社会免受疾病之苦；而另一方面，公民权必须尊重每个人的身体，而不是（正如德巴奇所引用的一位活动积极分子所指出的一样）把"伤害躯体合法化"。对于"反强制接种"联盟中数量众多的蓝领阶层的成员来说，"拒绝接种"和其他生活方式一样，如禁酒、素食、参加自助组织以及加入行业协会等，应该由自己选择。

在英格兰，抵制大多集中在强制性这一因素上，而不是针对疫苗本身。抗议者们要求有权自己去做合乎道德良心的选择。甚至在有些地方，这些社团组织能够成功地废止这种强制性法律。这以后，这些强制性法律就开始慢慢淡出。例如，英国政府为回应反对者们的不满，在1889年设定了一个皇家疫苗接种委员会。这一机构存在了7年，然后出台了妥协性文件，不过直到1907年，才修改法律，允许人们有选择的权利。

在疫苗问题上，人们十分关注政策或者公众意见。疫苗的发展经历了独特的过程，得以逐渐在公共卫生、政治及经济、文化领域中逐渐占据一席之地。疫苗的发展之所以看起来如此熟悉，是因为这一发展见证了持续涌现的越来越精密的工具和手段，让人们逃过一次又一次可怕的不同的疾病的折磨。疫苗的发展和其他发展极为相似，都给人类带来希望和舒适。

由此我们可以这样理解：公共健康观念源自科学，而非政治或者经济发展的成果；后两者既带不来希望也带不来舒适。回顾疫苗发展史，我们觉得收益颇丰，对疫苗的未来充满信心，也让我们心甘情愿把精力和金钱投入疫苗的研发当中。

那么，在疫苗发展史的写作上，颠覆以往对于其他科技发展的描述，又有什么意义呢？为什么要撰写一种不同的疫苗及疫苗接种史呢？也许用不同的例子来看问题，更容易弄清本质。比如说计算机。我们当然会记载计算机的小型化进程，用最小的设备所能完成的计算能力的进展，期待着生物计算以及晶片经济。但是谁会注意到，引导人们从社会或文化角度去进行思考，这种技术发展史的写作方式，对于计算机和信息技术来说，实际上是最重要的。这种发展史引发的思考是关于计算机及信息技术影响个人日常、社交生活及职业生活的方式。

或者以其他同样常见的领域为例，如已经无所不在的社交媒体。它们的功能是什么？没错，它们将社交活动网络化了，这也是为什么人们纷纷加入的缘故：跟上所有"朋友"的节奏，满足他们的"追随者"，这种趋势已经到了一种非常惊人的程度。如果你不加入，就必须找到合适的理由，从任何角度看都合适的理由；而如果你退出，则被视为放弃或背叛，就会产生深深的恐惧。这就是社交媒体的全部吗？显然不是。这其中还有商业行为，如股票市场的波动以及盈利；我们也知道，还存在一个安全问题。那些被无数人肆意传播的个人信息，是什么人出于什么目的而收集整理的？

任何一种技术的发展，都会有许多的故事，也许在巨大的利益推动下，人们只看其中的一个故事，至于其他的角度引向的其他故事，则被掩盖、被忽视了。20 世纪一些最重要的社会进步，就是从不同的角度来看问题，并推动解决这些问题，其中包括女权、同性恋、残疾、核武器、环境破坏，等等。这些历经多年已经被视为"理所当然"、不言而喻、无法避免或者被人忽视的事情和做法，应当剥去其文化属性，从不同的视角来看待、思考。艺术家们早在两百多年前就已经看到这一点了。社会学家将其定义为"重塑"。

几乎所有的技术都可以得到应用，其有效性取决于技术使用的目的。想想看，螺丝刀既可以用于撬门，也可以用于疏通一个放水孔！疫苗同样如此。听起来有点怪异，疫苗的唯一目的难道不是用于阻止某种疾病的传播吗？

当然不是。也许天花疫苗接种一开始时，其目的就只是阻止疾病的传播，尽管在那些反对强制接种的人看来，接种疫苗是对于蓝领阶层的约束，或是对人身自由的限制。世易时移，"疫苗接种"不再仅仅指的是预防天花，一个世纪后，疫苗已经成为"制备病毒以用于预防疾病"。法律修改了，天花疫情消失了（至少在欧洲如此），有组织地抵制也随之烟消云散。而与此同时，疫苗接种可能引发的情绪、关联及其重要性也随之产生了变化。

1892 年，作家、政治活跃分子伊斯雷尔·赞格威尔（Israel Zangwill）在其作品《贫民窟的孩子们》（*Children of the Ghetto*）中提到："谁会如我一样，给他接种疫苗来抵御自由思想？"显然彼时赞格威尔并未想到牛痘。在他写书的时候，柏林和巴黎的科学家正开始接触一门新的学科——细菌学，有效抗击传染性疾病已近在咫尺。赞格威尔所说的"接种疫苗来抵御自由思想"，其实是一种隐喻。当时，疫苗接种已经不仅仅是预防天花。还有一些针对别的种类疾病的疫苗（炭疽热疫苗、狂犬病疫苗）已经开始为人所熟悉，并已投入使用。

但是有人会想，有没有可能给人的思想进行疫苗接种，以使其不能自由思想？

2013年5月到2014年5月间，有700余次疫苗的临床实验，分别在60多个国家进行（不过实验的领导者集中于少数几个国家）。其中有些实验与限制疾病传播毫无关系。一些正在测试的候选疫苗有的可以帮助人们避孕，或者让人产生免疫，不对尼古丁或可卡因成瘾。当疫苗的目的不再仅限于限制疾病传播，而是帮人规避风险时，赞格威尔的比喻正在慢慢变成现实。

第二章
——

技术：早期的疫苗

弗里德里希·恩格斯（Friedrich Engels）曾经描述过19世纪城市中贫民窟的生活状况，勾勒出成千上万人在污秽、贫困中挣扎求生的场景。这一描述十分著名。以下是他在曼彻斯特所看到的情景：

到处都是部分或完全破败的建筑，事实上，大部分建筑都无人居住；房子里少有木制或石头的地板，全是残旧的家具，摇晃的门窗，一片污秽！到处都堆积着食物残渣、垃圾，甚至动物的内脏；散发着恶臭的一滩滩污水让任何文明人都无法忍受居住在这里。新建的利兹铁路延伸至这里的伊尔克，穿过庭院和街巷，将其他地方都暴露在视野以内。

铁路桥下面就有一个院子，是我看到过的最脏最令人恶心的院子；它大门紧闭，僻静无比，以至于我费了好大力气才走到那里。我原以为已彻底了解这整个地区，但如果没有火车的停靠，我不会发现这个地方。沿着一条粗糙的河岸，穿过木桩和晾衣绳，独自走进这个只有一间房子的院子里。屋内杂乱不堪，大部分区域都没有人造地板；这间屋子甚至也兼作了厨房、起居室和卧室。在这样一个不足 5 英尺 ×6 英尺 ① 的房子里，我找到了两张床——还有这样小的床架和床！这两张床和一个楼梯、一个壁炉，刚好填满整个房间。

在其他几个地方，我什么都没有看到，只有门敞开着，居民斜靠在门上。门前到处都是垃圾和动物内脏；人行道上也堆满了垃圾，根本看不到路面，只有当脚踩在上面，才能感觉到那是路。这个街区，整个就像牛棚一样，两侧全是房屋和工厂，另一面临河。除了河岸上狭窄的楼梯外，只有一个狭窄的门道通向另一个几乎同样残破粗糙、肮脏不堪的迷宫似的居民楼。

这段描述是1844年的情形，几十年后情况依然没有变化。19 世纪 70 年代出生在曼彻斯特的人平均寿命仅为 34 岁，而

① 译者注：1 英尺＝ 0.3048 米。

伦敦居民可以至少多活 6 年。历史学家利用医院记录、死亡证明和其他当代材料，花费大量的时间和精力，试图找到 19 世纪疾病和死亡发生的原因。但每种疾病的特性和诊断方法在不断改变，他们干得颇为吃力。而且由于不同的疾病可能会表现出类似的症状，如发热、腹泻，所以很多现在明确分类的病种在当时是没办法区分的。

此外，历史学家研究的样本类型并不统一，所以很难准确鉴别那些疾病。在某些地方的某个时期，城市中贫困地区的疾病远比富裕地区严重得多；而在其他时期或其他地方，情况又有所不同。在某些地方，有时候城市居民的健康状况远比他们的乡下表亲糟糕。而在另一些地方，这种差异有时候又很小。但显而易见的是，大城市中，一半左右的疾病和死亡都是由传染病引起的。

城市中贫民窟居民在龌龊、肮脏的环境里苟延残喘，一家老小挤在过度拥挤的房子里默默无闻。在这样的环境中，传染性呼吸道疾病和胃肠道疾病得以横行肆虐。战争中，士兵集体居住在肮脏的营地中，情况更为严重。在 19 世纪晚期的战争中（如克里米亚战争和法德战争），士兵大多死于传染病，而不是死在战场上。而英国城市中的污秽和拥挤现象，恩格斯并不是唯一一个为此感到惊骇的人。1842 年，埃德温·查德威克（Edwin Chadwick）发表了著名的《英国劳动人口卫生状况报告》（*Report on the Sanitary Condition of the Labouring Population of Great Britain*），该报告影响极大，由此，政府将公共卫生纳入了政治议程。

19 世纪末，英国工业化的迅速发展也在公共卫生中扮演了重要角色。由于工业化在很多方面具有极大的破坏性，所以总是给健康带来威胁，而这些威胁对贫困和边缘化人群的影响最大。

营养不良、处于贫困中的人群患有的许多疾病都有着相似的症状，因此很难确定他们患的到底是哪种病。通常，先是发热性头痛，随后皮疹在全身蔓延，接着对光敏感，精神错乱，最后可能死亡。这一系列症状很可能是斑疹伤寒引起的。斑疹伤寒由虱子携带并传染，尽管它与当时的另一种灾难性疾病——伤寒——有相似的名字，但病情截然不同。据说在19 世纪，斑疹伤寒在格拉斯哥小镇中尤为常见，历史学家迈克尔·弗林（Michael Flinn）称之为"所有英国城镇中最肮脏和最不健康的小镇"。

　　不过在 19 世纪 30 年代，另一种疾病给欧洲带去更大冲击。它似乎更偏爱较为富裕的地区，其症状，尤其是水样腹泻，可能导致脱水和死亡。因为这些症状，人们一直没能将它与其他肠道感染疾病区别开。这种疾病就是霍乱。霍乱首次横扫西欧，就引起了人们极大的恐惧和绝望。没有人知道它是什么、来自哪里。直到 1865 年它再次光临，人们才对这个疾病的起源和发展有了更多的了解。调查人员发现，疫情多数起源于印度，朝圣者、移民工人和贸易船只将它带到西方国家，以至于 19 世纪末，人们经常陷入"黄祸"一词引起的恐惧和种族歧视中。日益发展的运输工具（横跨地中海的汽船、铁路和后来的苏伊士运河）更是加大了这些流行病的威胁。1865 年欧洲疫情暴发后不久，一艘从马赛到纽约的船将霍乱引入美洲。

　　这些疾病中最厉害的杀手是肺结核，曾称为肺病、肺痨和潮热。尽管肺结核随处可见，尤其常见于营养不良和过度劳累的虚弱人群中，但它赋予的多愁善感的形象，掩盖了它与贫穷和营养不良的联系。在 19 世纪的流行艺术印象中，肺结核与浪漫主义、浪漫主义艺术家联系紧密。诗人约翰·济慈（John Keats）年仅 26 岁就死于肺结核，尸检时发现他的肺几乎完全坏了。肖邦（Chopin）、雪莱（Shelley）、帕格尼尼（Paganini）、罗伯特·路易斯·史蒂文森（Robert Louis Stevenson）、亨利·大卫·梭罗（Henry David Thoreau）、爱默生（Emerson）和所有勃朗特家族（the Brontës）成员都患有肺结核。肺结核似乎在某些特定家族中存在，所以人们普遍认为这是一种遗传性疾病；也有些人认为这与审美创造力有关。任（René）和让·杜布斯（Jean Dubos）在他们的研究中，引用了梭罗（Thoreau）在 1852 年写下的文字："腐烂和疾病通常是美丽的，就像肺病的潮热。"典型的女性美——倦怠、苍白——激发了作家埃德加·艾伦·坡（Edgar Allen Poe）和一些前拉斐尔（Pre-Raphaelite）画家的灵感，杜布斯称之为"对肺结核的扭曲的感伤主义态度"。直到 19 世纪末，这种关于肺结核的奇特的认知才有所退潮：

把目光从苍白瘦弱的年轻女性和她们的浪漫的情人（诗人和作家）身上移开，开始关注工业革命中生活在阴暗房子里的悲苦人群……肺结核在那里繁衍，滋生的是痛苦和不幸，而非浪漫。

不过，在 19 世纪上半叶，死于肺结核的诗人、画家和作家可能只占英格兰和威尔士（当然还有其他地方）所有死亡人数的三分之一，所以不能作为肺结核典型患者的代表。

当时各种疾病引发了无数惨剧，但是有一个例外，那就是天花。19 世纪中叶，人们接种了詹纳疫苗（Jenner's vaccine）后，天花引起的死亡和严重症状明显减少。詹纳甚至声称，这项技术将彻底根除这一疾病，事实也确实如此，不过那是 200 年以后的事情了。

那么，为什么不以同样的方式处理其他传染病呢？肺结核、斑疹伤寒、伤寒、霍乱和黄热病（尤其是在美洲肆虐的）都亟须处理。

詹纳发明了疫苗来对抗天花，源于一个偶然的观察结果，即如果人体接触温和的动物致病源（牛痘），反而可以得到保护，免于更严重的感染。这个发现的正确性后来得到了证实。那么同样的方法是否也适用于 19 世纪时威胁人类生命的其他传染病？是否一定要找到温和的动物致病源才可能有效？对后者，伟大的法国化学家路易斯·巴斯德（Louis Pasteur）给出了否定的答案，他认为还有其他方法可以产生这种机体保护作用。巴斯德早期研究结晶学，后来转向发酵和其他工艺流程，用实验来证明微生物的生长在这些过程中起着非常重要的作用。他发明了一种方法，对牛奶或其他饮料进行热处理来杀死其中的微生物，以保证新鲜。为了纪念他在这一领域的成就，这种方法被称为"巴氏杀菌法"。

巴斯德发现，对微生物进行培养，可以减弱或削弱其毒性（致病力和杀伤力）；如果受到这种培养出来的低毒性的微生物的感染，身体就能产生免疫力，可以对抗其强毒性形式。为了找到培养减毒微生物的方法，他研究了许多疾病的致病和发病过程。他首先研究了炭疽，一种传染性很强的动物疾病。他准备了芽孢杆菌的培养物，通过暴露在空气中或用化学物质处理，使其毒性减弱，然后将其接种在兔子和绵羊身上，后来还接种在牛和马身上。1881 年 5 月，他在波伊利勒堡公开展示研究结果，引起了广泛关注。尽管还有很多需要深入研究的问题，如低毒性芽孢杆菌的稳定性、将其生产到标准药效的方法等，但巴斯德的实验室还是很快就开始了大规模的生产。一年之内，数千只绵羊接种了低毒性芽孢杆菌，极大地降低了炭疽死亡率。巴斯德把这种诱发免疫的培养物称为"疫苗"，以纪念詹纳。

整个 19 世纪 80 年代，巴斯德在巴黎建立的中心工厂每年生产数十万剂疫苗。接着，巴斯德和他的同事埃米尔·鲁克斯（Emile Roux）以及查尔斯·张伯兰（Charles Chamberland）开始一起研究狂犬病，这是一种被受感染动物咬伤而引起的人类传染病。狂犬病的病原体太小，无法在显微镜下观察到，也不能在玻璃器皿（体外）中生长。但有一点可以确定，这种病原体在受感染动物的脊髓和大脑中繁殖。巴斯德和同事从受感染动物身上提取物质，将其注射到另一只动物的大脑中，经反复提取注射后，最终从猴脑中提取的物质，能够降低狗和兔子的患病程度。这种方法不同于炭疽疫苗的"减毒"法，但是看起来，用这种方法制造狂犬病疫苗也是可行的。下一步就是看看该如何进行大规模生产。

到1884年，他们已经制定出了一个生产流程：感染兔子，等兔子死去，取出其脊髓，置于无菌环境中干燥两周，磨成粉末，将少量脊髓粉在盐溶液中乳化，制备成疫苗。经过检测，这种制剂对狗有效。尽管巴斯德和他的同事们还没有弄清楚减毒的具体机制，但从公共卫生的角度来看，疫苗已经能够在治疗疾病中发挥重要作用了。

但是医学界对在人身上尝试这种混合物的想法极为抵制，譬如医学博士埃米尔·鲁克斯就不愿接受疫苗这种治疗方式，对这种方式深表怀疑。不过根据地方政府记载，1885年，一名叫约瑟夫·梅斯特（Joseph Meister）的男孩被疯狗咬伤，人们以为他必死无疑。但接种狂犬疫苗后，梅斯特很快恢复了健康，还成为巴斯德研究所的门卫。然而，不是每个人都那么幸运。后来发现，狂犬疫苗接种的效果取决于患者在被咬伤后接种的时间。因为狂犬病的潜伏期很长，必须赶在感染侵及中枢神经系统之前进行接种，才能挽救患者。此后，其他研究人员尝试通过改善制作工艺，生产出更好的狂犬疫苗，如完善干燥过程，或用化学方式处理从兔子大脑中提取的物质使其活性降低。这种经过酚化或"灭活"的疫苗可以保存数月而不失活。

詹纳和巴斯德建立了疫苗接种的原则，并且巴斯德也证明了，通过降低芽孢杆菌毒性，可以制备出一种保护性血清。在巴黎的巴斯德实验室中，在柏林的罗伯特·科赫（Robert Koch）研究所中，一门新的科学——细菌学正在逐渐成形。不过这两个机构对该领域的发展前景和理论基础有不同的看法。巴斯德对于病因机制的看法，尤其是环境因素的影响，与科赫的观点有很大的不同。

而他们研究所的体系中同样存在这种分歧。这反映了德法两国不同的政治和管理传统（事实上，两国10年前才发生过战争）。为纪念巴斯德而建立的巴斯德研究所（Institut Pasteur，成立于 1888 年）和为纪念科赫而建立的罗伯特·科赫研究所（Robert koch Institute, 曾称普鲁士皇家传染病研究所），两者体制完全不同，其组织方式和资金来源也相差很大。巴黎的研究所有一个基金会，大部分资金来自法国公众的捐赠。而柏林的研究所与其他普鲁士机构一样，都是在等级制度下由国家建立并提供资金。这些体系上的差异，以及更常见的政策差异、社会对科学和工业的态度差异，很快影响到它们之间的关系，以及新疫苗在两国各自的生产方式和地点。

此后，巴黎和柏林成为两个中心，辐射性地向世界各地传播有关细菌性传染病的研究成果。医生们从四面八方涌向巴黎或柏林，参加培训课程或阅读有关新科学的资料，然后自己开始进行实验。在发现狂犬病毒后，医生们从附近的国家赶来，带着巴斯德接种的兔子回去。一些距离更遥远的国家，则派遣国家代表前来，如巴西皇帝、奥斯曼苏丹、俄罗斯沙皇都派了人员前来学习。也有一些离柏林或巴黎很远的基层医生对他们所读到的新的细菌学很感兴趣。古巴医生卡洛斯·芬利（Carlos Finlay）是其中一员，他首次在 19 世纪 80 年代提出黄热病是由蚊子传播的。

巴斯德对炭疽和狂犬病的研究表明，疫苗在除天花以外的其他疾病的治疗中是有效的，但这几种疾病并不是导致人类患病和死亡的主要原因。如果希望应用细菌学来应对在 19 世纪疯狂蔓延、传播的许多传染病，那么首先必须确定每种疾病的病原体。

医生们用细菌学理论作为指导，来发现常见疾病的病因。1880 年，人们发现伤寒的病因是一种叫伤寒沙门菌（salmonella typhi）的杆菌。1882 年，罗伯特·科赫发现了导致肺结核的杆菌，几年后，苏黎世的阿尔伯特·克莱布斯（Albert Klebs）发现并分离出了导致白喉的细菌。

但是，对杆菌的鉴定、分离和成功培养仅仅是个开始。要生产一种保护性疫苗，必须进一步纯化并充分削减芽孢杆菌的毒性，减毒这一步至关重要。如果芽孢杆菌没有充分灭毒，培养物可能仍有毒性；但如果这个过程持续太久，它很可能会失活。经过实验后，如果研究人员认为他们成功了，实验品疫苗就将在人类身上进行实验（这些人可能是志愿者，也可能不是志愿者）。如果所有这些步骤都成功了，并且实验品被证实有效，就会投入大规模生产。但大规模生产又带来了很多问题，比如如何保证产品的生产标准及其效果和质量。

以上就是疫苗生产的基本模式。

当时，几乎所有在公共或半公共机构工作的研究人员都在努力，试图分离出当时威胁公共健康的主要疾病的病原体，然后找到降低毒性的最佳方法。如果实验品疫苗有效，生产就开始扩大。这项工作需要花费很多年才能完成，而且大多数情况下，这个研发过程比任何新疫苗大规模使用的时间都要长得多。所以，还有很多社会和技术上的障碍要克服。

一方面，许多人对疾病的细菌理论持怀疑态度。尤其在肺结核治疗方面，一些有影响力的医生根本不信任疫苗，他们完全倾向于山顶疗养院呼吸新鲜空气之类的方法。而另一方面，当怀疑主义最终淡去，预防性疫苗接种得到了更广泛的认同，其他挑战随之而来。如果要大规模使用疫苗，就必须建立统一的质量和效果标准。此外，统计方法的进展也使得对疫苗有效性的测试变得更为严格。

细菌学的应用：制备疫苗

白喉是一种上呼吸道感染性疾病，症状包括喉咙痛、咳嗽、呼吸和吞咽困难。这种疾病的一个特征是形成覆盖扁桃体和咽部的白膜。在 19 世纪，对儿童而言这是一种灾难性的疾病，但很少影响到成人。当时常用的治疗方法包括定期擦洗喉咙、吸入各种被认为有益的蒸汽，在最严重的情况下还包括气管切开术（切开气管，使受害者不用鼻子或嘴就能呼吸）。

克勒布（Klebs）鉴定出了引发白喉的细菌（芽孢杆菌），随后也得到了科赫的助手弗里德里希·洛弗勒（Friedrich Loefler）的证实。这一发现具有重大意义。这样的话，医生可以用细菌学来诊断疾病，而不是通过一些与其他疾病相似、重叠的症状来进行推测。洛弗勒发现，芽孢杆菌会产生一种毒素杀死细胞，由此，他提出"内部消毒"（漱口）这一防治建议。后来，在 1890 年，科赫实验室的埃米尔·贝林（Emil Behring）和日本细菌学家北野幸男发现了解毒剂。他们发现，将细菌产生的毒素少量注入健康动物体内后，这些动物会产生一种中和毒素的血清，杀死白喉棒状杆菌。这种血清因此被称为"抗毒素"，接种了这种血清的动物获得了对白喉棒状杆菌的免疫能力。此后，他们通过将致死性剂量的"抗毒素"注射到动物体内，验证了他们的理论。1891 年底，一个患白喉的小女孩注射了来自绵羊体内的抗毒素后，成功痊愈。

这时，尽管柏林和巴黎的两个研究组都分别论证了这一观点，也就是从有免疫功能的动物中提取的血清能够中和白喉毒素，不过他们对这个过程的发生机制有着不同的理解。贝林认为，这种保护作用就是"免疫"，而鲁克斯和他的同事梅茨尼科夫（Metschnikoff）认为这不是免疫，而是一个"吞噬作用"的过程（来自希腊语"phagein"，意为吞没）。他们认为，血清并不是通过中和毒素来产生免疫作用的，而是通过刺激细胞"吞噬"侵入身体的微生物（所谓的吞噬反应）。

研究者们使用的动物对象也不尽相同。贝林用绵羊来生产血清，其他德国研究人员使用狗。由于体积越大的动物产生的血清越多，所以巴黎的鲁克斯和他的同事们使用马而不是羊或狗，以便生产更多血清。此后，需要将白喉棒状杆菌培养在一种特殊的培养基上，然后将其杀死并注射到动物体内，才能让动物获得免疫功能，这是一个非常复杂的过程，其中任何一个因素，如细菌菌株种类、培养基和培养温度的改变，都会导致白喉棒状杆菌的毒性强度发生变化。在接种10次左右、数周或数月后，马匹会产生足够的抗毒素。每匹马身上可以采集5~6升血液，然后将其过滤，离心分离出血清。

鲁克斯和同事们利用这些血清，成功地将巴黎儿童医院中白喉患者的死亡率降低了一半。这一成就马上享誉国内外，激起了人们相当大的兴趣。巴斯德研究所接着建立了大规模生产血清的工厂。1894 年，鲁克斯的血清首次在英国使用。约瑟夫·利斯特(Joseph Lister)爵士在访问巴黎时拿到了血清，并将之送到伦敦的一家医院，成功治愈了 20 名患者。同年，巴斯德的学生阿尔芒·鲁弗 (Armand Ruffer) 在英国预防医学研究所 (British Institute of Preventive Medicine, BIPM，后更名为詹纳研究所，随后又更名为利斯特研究所) 也开始准备制作这种血清，并在吉尼斯家族的支持下取得了成功。接着，鲁弗和查尔斯·谢林顿爵士 (Sir Charles Sherrington) 在伦敦找了一个地方用马来生产血清 (因为 BIPM 没有足够的空间容纳这么大的动物)。1894 年 10 月，谢林顿用这种血清成功救活了一个身患白喉奄奄一息的八岁男孩。第一次世界大战前，一些医院用抗毒素治疗白喉患者，使其死亡率急剧下降。这种血清治疗的给药方式，在当时被称为"疫苗接种"，但就我们现在的观点来说，这属于疾病治疗，而并不是预防性免疫接种。当然伴随着进一步的研究发展，几年后就出现了预防性接种。

　　一剂抗毒素的确可以抵抗这种疾病，但效应时间却很短。这时，研究人员逐渐开始理解"被动"免疫和"主动"免疫之间的区别。向人体注射外来抗体只能提供短暂的免疫。但是，如果能够刺激人体自身产生抗体，其免疫效应将会持续很长时间。于是接下来有了一个较大的进展，即研发出了一种激发人体主动免疫的方式。当地政府褒奖了贝林〔他在 1901 年获得诺贝尔奖后改名为冯·贝林（Von Behring）〕，因为他对毒素-抗毒素混合物进行了持续不懈的研究，并且在 1913 年证明，通过注射毒素-抗毒素混合物，人类可以产生持久的免疫力。

在维也纳大学工作的匈牙利儿科医生贝拉·锡克（Bela Schick）取得了第二个大的进展。1922 年，锡克在英国首次应用了一种测试，来确定一个人是否易患白喉，即向皮肤中注射很小剂量的毒素，如果注射部位的皮肤变红则表明患者易感；如果没有变色就表明他们有相应的免疫功能。由于血清可能对已经具有免疫反应的人有害，锡克实验拯救了许多人。

第三个重要的进展是用类毒素取代毒素-抗毒素混合物。当时临床使用的这种毒素-抗毒素混合物可能会给患者带来危险。1924 年，巴斯德研究所的加斯顿·拉蒙（Gaston Ramon）发现，用福尔马林处理白喉毒素时，会产生了一种物质，即"毒素样物质"，它仍能刺激抗毒素的产生，但不具有毒性。拉蒙将其称为"类毒素"，并主张用它来代替毒素-抗毒素混合物。在实验结束并获得医学院批准后，类毒素得到广泛使用。用类毒素替代毒素-抗毒素混合物后，疫苗接种变得更加安全。

然而，类毒素在注射部位吸收得快，消失得也快。研究者们开始寻找延长类毒素在体内滞留时间的方法，并由此发现了"佐剂"。1926 年，在拉蒙的研究基础上，伦敦威康实验室（Wellcome Laboratories）的研究人员发现，如果给类毒素添加明矾（一种简单的化学化合物，硫酸铝钾），类毒素会在组织中停留更长的时间。这种"明矾沉淀类毒素"后来得到广泛使用。

了解研究过程中遭遇的漫长、曲折而又纷繁复杂的挑战，我们能更深刻地认识到预防性接种的作用，它的确能保护大量儿童免受白喉之苦。从毒素-抗毒素到类毒素，这其中的转变取决于对免疫不断深入的了解和一些经验性的进展（如更安全的类毒素、第一种辅助剂的开发）。这些不断更新的认识极大地影响了疫苗的研制过程。

不过，研究结核疫苗仍然有漫长曲折的路要走，目前的这些进展并不意味着结核疫苗的研制会突然变得易如反掌。

结核病是细菌学家早期最关注的疾病，因为它引起的文化共鸣和痛苦是其他疾病无法相提并论的。结核病中人们最熟悉的是肺结核，当然我们现在知道结核也可以发生在其他器官（包括发生在皮肤的狼疮和颈部淋巴腺的淋巴结核）。但直到19世纪末，人们才知道这些都是同一个病因引起的。结核病是对西方国家民众威胁最大的疾病。由于在细菌学检查（以及后来的胸部 X 光检查）出现之前，结核病只有在晚期发展严重时才能被发现，所以当时大城市的所有居民都可能处于感染的早期阶段，也无法得知具体轻微感染的人数。然而即使结核病是导致死亡人数最多的疾病之一，它也没有被归入"公共卫生"疾病。甚至人们不仅不认为它是传染病，还认为是家族遗传性疾病。但实际上，它是由寒风、污浊的空气、支气管或肺部损伤引起的。

19 世纪 60 年代末，威廉·巴德（William Budd）提出，结核病是一种类似伤寒的传染病，但当时几乎没有人赞成他的观点。几乎同一时间，法国军队的外科医生让-安托万·维勒明（Jean-Antoine Villemin）也得出了相似的观点，但也无人理会。杜博斯说，维勒明认为自己已经证明了"结核病并不是由于消瘦和／或不良遗传而在人或动物身上自发产生"，而是由于"某种细菌在患者体内存活、繁殖，并通过直接接触或空气传播感染一个健康人"。但由于医生们还是认为只有具有消耗性体质和"先天易感性"的人才会患病，因此这些证据又被忽略了。但是人们的观点还是一点点地发生着改变，尤其是到了 1880 年，人们越来越意识到，结核病确实是由某些微生物引起的。

1882 年，罗伯特·科赫（Robert Koch）宣布发现了结核分枝杆菌。他在柏林生理学会上做了演讲，一时间声名大噪。除了讲述结核病的病因外，他还展示了如何证明这种特殊的微生物是结核病致病原因的过程。他指出，结核分枝杆菌存在于人类和动物的所有结核病变中，接着又介绍了在实验室培养芽孢杆菌的方法。这些原理后来被整理为科赫假设，即一个特定的微生物可能导致一种特定的疾病。但这些原理最重要的贡献还是在实际应用上。结核病是致死率最高的一种疾病，远比所有 1882 年以前发现的与特定细菌相关的疾病要严重得多，因此人们对新生的细菌学产生了极大的期望值。结核分枝杆菌可以在绵羊或牛体内繁殖，只不过过程非常缓慢；也可以将繁殖了杆菌的血清小心灭菌并加热至 65℃使之凝固。之后，研究者们尝试用各种不同的方式来研制结核疫苗，如采用不同的减毒过程以及不同的动物对象。

1890 年，科赫大张旗鼓地宣布他开发了一种治疗结核病的方法——结核菌素。虽然他拒绝透露结核菌素的组成，而且当时也没有证据表明它能起作用，但科赫的声誉足以保证它的销售。很快，关于使用结核菌素的实验文章频频出现：开始时是说效果很好的文章，之后的文章说效果不那么好，再后来，就是死亡报告了。在尸检时，著名的病理学家鲁道夫·菲尔绍（Rudolf Virchow）发现结核菌素根本没有杀死细菌。人们的焦虑情绪日渐加剧。最终，科赫被迫透露结核菌素的成分——只是结核分枝杆菌在甘油中的提取物。阿瑟·柯南·道尔〔Arthur Conan Doyle，医生、神探夏洛克·福尔摩斯（Sherlock Holmes）的创造者、科赫众多著名的拜访者之一〕认为结核菌素不仅不会治愈任何人，甚至可能会危及生命，但可以用来诊断检验结核病。事实证明确实如此。在皮下注射结核菌素，已经感染结核分枝杆菌的人身上会产生局部反应（肿胀和发红）。结核菌素检验后来成了检测是否感染过或者感染了结核病的标准方法。但这并没有算作科赫的贡献，那个声名远扬的失败的治疗方案已经大大损害了他的声誉。

与此同时，大多数研制结核疫苗的尝试都毫无进展。只有巴斯德研究所耗时多年开发出了唯一一种可以广泛使用的疫苗。阿尔贝·卡尔梅特（Albert Calmette）于1890年成为巴斯德研究所的一员。他曾在越南工作过一段时间，1895年回到法国，成为里尔一家研究所的所长，开始研究结核病。十年后，卡尔梅特与卡米尔·古兰（Camille Guérin）合作，研究一种从奶牛身上提取的结核分枝杆菌。尽管当时的一些研究人员认为，通过化学性"杀死"芽孢杆菌可以制备出最安全的疫苗，但卡尔梅特和古兰致力于通过巴斯德的传统方法来减毒。第一次世界大战中德国占领了里尔，给该研究带来了相当大的阻碍。用于研究的牛被德国军队征用，再加上卡尔梅特与占领军之间的矛盾，研究被迫中断，直到1918年战争结束，研究才再次向前推进。经过13年的时间和数百次传代培养，卡尔梅特和古兰终于获得了一种足够稳定和温和的制剂，这种制剂具有足够的抗原性来保护牛免受感染。

1921年，他们将疫苗命名为卡介苗（BCG：Bacillus Calmette-Guérin 的缩写，即芽孢杆菌-卡尔梅特-古兰），开始进行人体实验。同年7月，巴黎慈善医院的医生本杰明·威尔·霍尔（Benjamin Weill-Hallé）给一名母亲死于肺结核的新生儿口服疫苗，婴儿得以健康成长。由于没有出现不良反应，其他几位医生应邀试用，给更多婴儿接种了更大剂量的疫苗。他们仔细进行临床观察，并记录各种临床参数，如体重和体温变化等，监测这些疫苗的效果。卡尔梅特并没有使用结核菌素检验，因为它与结核疫苗同时使用的话，产生的效果不一样。

1921 年至 1924 年间，结核疫苗免费发放给法国各地的医生，以此来交换疫苗效果的相关数据——一种"非货币交换"。1927 年，卡尔梅特出版了一本书，公开了所有的相关知识。此后，巴斯德研究所也开始免费向国外医生提供卡介苗。作为交换，卡尔梅特只要求各国建立程序，以记录卡介苗的生产、分配以及临床效果。尽管罗伯特·科赫早在 1882 年就发现了结核分枝杆菌，但由于他的错误，直到 40 年后，结核疫苗才获得认可。

1883 年，科赫在亚历山大以及加尔各答游历，他采用与对付结核病相同的方法，从霍乱患者的肠道中分离出了一种有机体，并证实该有机体就是导致霍乱的罪魁祸首。这种有机体因其在显微镜下的特殊形状而被称为霍乱弧菌或"逗号芽孢杆菌"。随后很快又有人开始研制对抗霍乱的疫苗。

第二章 技术：早期的疫苗

西班牙医生杰米·费伦（Jaime Ferran）可能是第一个尝试接种霍乱疫苗的人。费伦读过巴斯德的著作，并于1884年前往法国南部调查霍乱暴发情况。回到巴伦西亚后，费伦成功地培养出了霍乱弧菌，并实现减毒，然后在巴伦西亚暴发霍乱时用到了它。许多外国科学家，包括一个有影响力的法国委员会成员，都认为费伦的研究毫无价值，因而不予理睬。费伦本希望将他的成果商业化，所以他拒绝透露任何减毒过程的细节，但是这对他的研究没有任何帮助。

与此同时，瓦尔德马尔·哈夫金（Waldemar Haffkine）也在沿着类似的路线进行独立研究。哈夫金是俄罗斯犹太族政治激进分子，曾因反对沙皇政权而被监禁。他学过动物学，先后移民瑞士和巴黎。1890年，他受邀在埃米尔·鲁克斯的实验室做助理。哈夫金用剧毒的霍乱菌株进行实验（其中包括卡尔梅特在越南发现的一种菌株），并将它们接种到豚鼠中。许多科学大腕对这项工作表示怀疑，一方面是因为他们不相信霍乱弧菌是该病的病因，另一方面是他们怀疑豚鼠作为研究对象是否有价值。但哈夫金坚持进行这项实验，并于1892年，在他自己和3个朋友身上测试了他的疫苗，然后宣布了实验的结果。哈夫金坚信，先注射一剂低活性的疫苗，几天后再注射一剂更强的疫苗，可以对霍乱产生免疫。

虽然费伦和哈夫金都声称已经生产出第一种霍乱疫苗，但他们的疫苗都没有得到认可。后来人们也发现使用这两种疫苗都会引起强烈的副作用，不适合广泛使用。

副作用也是另外一个必须面对的问题。这种"免疫反应原性（免疫不良反应）"问题早在此前研究伤寒疫苗时就已出现。自19世纪80年代以来，柏林的理查德·菲弗（Richard Pfeiffer）、威廉·科尔（Wilhelm Kolle）以及英国陆军医疗团的阿尔莫斯·赖特（Almroth Wright）都一直在尝试研制伤寒疫苗。赖特认为，灭活疫苗比减毒疫苗更安全，因此他对含有芽孢杆菌的培养基进行热处理，并添加溶血素作为杀菌剂。然而，他尝试自己制备疫苗的希望破灭了，因为他的目标人群——士兵们害怕疫苗产生的副作用，因此不愿意参加实验。在英国，人们仍有些怀疑接种伤寒疫苗的效果。然而，第一次世界大战爆发之前的几年里，情况又发生了变化。赖特的继任者威廉·利什曼（William Leishman）也就职于陆军医疗团，他发现，杀死细菌时的温度至关重要。利什曼随后改进了生产流程，并通过仔细调节剂量，成功生产出一种有效且反应性较低的疫苗。

相比之下，其他疾病更难对付。17世纪中叶，黄热病首次在南美洲、美国南部和加勒比地区暴发。这种疾病很可能是从非洲经西印度群岛传播到那里的，是一种令人厌恶的奴隶贸易的副产品。这种疾病发作没有规律，症状令人恐惧，死亡率极高，引起了美洲和加勒比地区细菌学家的广泛关注。然而，由于所有分离病原体的尝试都失败了，他们并没有取得什么进展。成功研发黄热病疫苗还需要几十年的时间。

世纪之交：组织疫苗生产

光是生产足够数量的血清或疫苗，就已经问题重重了，更不用说还需要证明它既有效又安全。单打独斗的研究人员可能可以借助一个简单的实验室进行细菌学研究，许多人也确实就是这么做的。但是生产大规模使用的疫苗，则需要规模更大的机构资源以及各种各样的实验技能。许多医生兼发明家在柏林或巴黎学到了这些技能，也建立了生产血清和疫苗的新机构。

1894 年，巴黎的鲁克斯和柏林的贝林都宣布他们已成功生产出用于治疗（不是预防）白喉的血清。这两个国家的民众需求都非常大，但他们的血清和疫苗的生产和分配情况却大不相同。

在德国很快就建立起了商业化生产模式。1894 年，贝林离开柏林，成为哈雷大学的教授，一年后任职于马尔堡。此时，他开始与迈斯特（Meister）、卢修斯（Lucius）和布鲁宁（Bruning）的公司［后来称为赫斯特公司（Farbwerke Hoechst）］进行谈判。公司同意为他的研究提供资金，但要拥有生产和销售血清的权利。他们的合作开始不久，就面临来自另一家名为谢林（Schering）公司的竞争，该公司与阿伦森（Aronson，一位柏林兽医学校的科学家）合作开发了另一种血清。这两家公司的产品都在正规药店出售，不但是竞争对手，还互相贬低对方的产品。1901 年，贝林成为首位获得诺贝尔生理学或医学奖的科学家，他把奖金作为启动资金，开设了自己的公司贝林工厂股份公司（Behringwerke）。1904 年，贝林工厂股份公司也开始生产白喉血清。

很快，由于国家鼓励科学研究和工业制作相结合，德国市面上出现了许多商业化血清企业。人们开始担心某些产品可能会不符合标准，毕竟，原则上任何人都可以根据公布的结果制作白喉血清，其中的利润很可能会诱使一些不道德的人进入该领域，对人们的健康构成潜在风险。

在法国，巴斯德研究所垄断了血清生产，所以并没有出现这些担忧。在公众、各地政府和中央政府的大力支持下，该研究所得以扩大生产规模。资助者期待着有一天能够将血清免费提供给需要的穷人，后来也的确做到了这一点。当人们的需求开始超过研究所制造血清的能力时，各地的生产中心出现了，主要建立在各地大学的医学院内。例如，在波尔多，一位经过鲁克斯培训的教授与市政当局合作建立了一个血清生产厂。白喉患者只需要经过医生确诊，即可使用他们提供的血清进行治疗。

与德国不同，法国的血清首先是保护人民健康的工具，而不是商业化产品。但它还有另一个功能。对于像法国这样的殖民大国来说，传播这些新的公共卫生技术是国家政策的一个组成部分。巴斯德研究所虽然不是一个国家机构，但却有着明显的"帝国"使命。国家支持该研究所，是希望它能够帮助法国恢复在德法战争中失败而降低的声望。尽管用细菌学来保护法国公民的健康是该研究所的使命，但其他战略利益也在其中占据一席之地。从一开始，巴斯德研究所就计划建立"科学殖民地"或"分支机构"来保护巴斯德主义学说，并启动当地研究，特别是在"暴露在疾病威胁下的热带国家"。在巴斯德研究所的计划得以实施后，其政策促成了一个全球细菌中心网络的建立。

改变人类的疫苗

亚历山大·耶尔森（Alexandre Yersin）被派往香港调查鼠疫疫情。在那里，他成功确定了导致该疾病的病原体（同时，曾与科赫和贝林一起学习的北里柴三郎几年前在日本成立了传染病研究所）。回到巴黎后，耶尔森与鲁克斯、卡尔梅特和博勒合作，研究第一种抗鼠疫血清。接着耶尔森再次出发，在法属印度支那建立了一个实验室来生产血清，这个实验室后来成为巴斯德研究所的一个分支。随后，在地方政府的倡议下，突尼斯、塞内加尔、马达加斯加等地方也成立了巴斯德研究所。至于其他地方，由于缺乏政治承诺或受到官僚主义抵制，研究所没能建成。

瓦尔德马尔·哈夫金前往印度测试他研制的霍乱疫苗。英国驻巴黎大使曾任印度总督，在他的帮助下，哈夫金获准开始实验。哈夫金在这个国家跑了几个月，给数千人接种了疫苗。同时，不可避免地，他碰到了无数的困难，既有技术上的困难（有效疫苗供应不足），也受到了官僚主义的阻挠。哈夫金希望使用对照组来改进实验设计和可靠性。事实上，他是最早使用对照组进行实验的人之一，后来采用对照组进行实验也成了标准做法。但由于政府坚持认为所有疫苗接种都应该是自愿的，所以使用对照组的尝试并没有成功。1896年年中，哈夫金证明了疫苗是在注射5天之后开始实行保护的，但其持续时间不超过 14 个月。不过，这项工作使他付出了惨痛代价，他因疟疾和过度劳累而生病，不得不返回欧洲休养。与此同时，他的工作引起了印度政府的浓厚兴趣，当孟买暴发瘟疫时，总督邀请哈夫金前往孟买生产鼠疫疫苗。他接受了这项挑战并获得成功。他工作的实验室，最初称为鼠疫研究实验室，后来改名为哈夫金研究所。

历史学家发现，后来巴斯德模式得到了拓展。各地新的研究所成立以后，通常首先进行狂犬病治疗，有时与实验室合作生产疫苗和白喉血清。它们的行政结构各不相同，对巴黎发出的决定的依从性也各不相同。这个体系不断发展。第一次世界大战结束后，各地如果要建立巴斯德研究所，不仅需要得到巴黎的批准，还必须自己保证资金支持，并且需要将他们选择的理事名单提交给巴黎。

在许多国家的疫苗生产初期阶段，巴斯德研究所都发挥了重要作用。墨西哥总统波菲里奥（Porfirio Díaz）派他的私人医生在巴黎学习新科学，并于 1905 年在国内成立国家细菌学研究所（Bacteriólogico Nacional），与巴斯德研究所建立了密切联系。与其他地方类似的研究所一样，该研究所将基础细菌学研究与疫苗和血清的生产相结合。十年的革命性动乱和政治转型后，该研究所更名为希金学院（Instituto de Higiene），并与洛克菲勒基金会（Rockefeller Foundation）建立了密切联系。加拿大的菲茨杰拉德博士（Dr. John G. Fitz Gerald）曾在巴黎和布鲁塞尔的巴斯德研究所（以及弗莱堡大学）学习过，他于1913年在多伦多成立了一个实验室，并决定以非常低廉的价格将新的细菌学工具提供给他的祖国。数月后，多伦多大学同意与他合作，在医学院大楼的地下室建立了"抗毒素实验室"，后被称为康诺特实验室（Connaught Laboratory）。康诺特实验室生产的白喉抗毒素售价远低于美国进口血清的价格。

与法国人一样，英国殖民地行政人员也必须处理他们管辖地区的公共卫生问题。为了解决英属印度大片领地的疾病，在19世纪的最后几年和20世纪的第一年之间，印度全国各地都设立了公共卫生机构来进行研究、开发和生产针对霍乱、狂犬病、破伤风、白喉、天花和伤寒的血清。其中较为著名的有马德拉斯国王预防医学研究所（King Institute of Preventive Medicine in Madras，位于现在的钦奈），孟买哈夫金研究所（Haffkine Institute，位于现在的孟买），1905年于卡绍利建立的中央研究所（Central Research Institute Kasauli）和古努尔的印度巴斯德研究所。印度独立之前，克里卡索利

（CRI Kasauli）和哈夫金研究所是该国的主要疫苗和血清生产者，前者还负责为第一次世界大战期间在中东作战的印度军队生产伤寒疫苗。到1930年，在英属印度的不同省份，大约有15个这样的国家赞助机构，另外还有一些私营公司来生产血清和疫苗。

随着越来越多的人开始认同新血清和疫苗在预防传染病传播方面的价值，公共卫生政策对其生产和供应做了依法规范。一些较小的欧洲国家很快就建立了公共卫生实验室来生产白喉血清：丹麦国立大学血清研究所（State Serum Institute，SSI）于1902年建立，瑞典研究所（SBI）于1909年建立。在荷兰，尽管政治家对是否需要建立中央公共卫生实验室各执一词，但在1895年，一个名为"细菌研究所（Bacterio-therapeutisch Instituut）"的私立机构开始生产白喉抗毒素，并在随后的几年里生产各种血清和疫苗，包括用于破伤风和狂犬病的血清和疫苗，其中一些还出口到荷兰殖民地。由于这个研究所在第一次世界大战期间解决了国家的需求问题，再加上国家对供应安全性的考虑，出于责任感，荷兰政府在1919年接管该研究所，并更名为国家血清学研究所。

在美国，白喉血清的生产始于纽约市卫生局的实验室。

威廉·H. 帕克（William H. Park）是德国培训的首席细菌学家，他很快就能够按照欧洲发给他的指南生产白喉抗毒素，因此早在 1895 年，抗毒素就已经在纽约生产出售，其收益用于购买新的实验室设备以及在纽约免费提供抗毒素。费城热衷于效仿纽约的做法，在贝林那里购买了少量抗毒素之后，当地政府建立了一个工厂（与宾夕法尼亚大学共享）。事实上，它的生产规模很快便不能满足这所城市的需求，还需要向纽约实验室寻求额外供应。不过，在美国，公共卫生部门对血清生产进行了短时间的垄断。所以，费城实验室的第一任主任对市政府提供资金支持不再抱任何幻想，他很快辞职，加入了当地一家想要进军血清制备领域的制药公司。

纽约实验室无疑是美国该行业的领导者，非常愿意与其他人分享其生产技术，即便这些人所代表的公共或私人利益各不相同。包括马尔福德（Mulford）和帕克戴维斯（Parke Davis）在内的商业制药公司都着手从市政实验室中寻求突破。商业历史学家乔纳森·利比诺（Jonathan Liebenau）描述了疫苗行业萌芽所遵循的策略。首先，这些公司尽可能地从公共卫生机构那里学习东西；接着诱惑公共卫生机构的员工跳槽；然后开始使用两个论点来诋毁公共部门的疫苗和血清生产："第一个是市政部门的设备不全，第二个是政府不应该通过削弱商业市场来干涉商业企业。"利比诺认为公共卫生实验室的早期成功实际上埋下了后来衰落的种子。这些实验室依赖政府公职人员以获得基金支持，而政府工作人员对商业行业的批判颇为响应。美国公共卫生行业发展的结果是，到第一次世界大战时，至少有六家伤寒疫苗生产商在市场上极为活跃。

法规、标准化和证据

要将细菌学的基础研究成果转化为对抗白喉、结核病、伤寒和霍乱的有效工具，需要建立能够大量生产和分配疫苗的机构。20世纪初，血清和疫苗的生产，简而言之就是两个关键性的要点。第一点是科学化，病原体必须从感染者的体液中鉴定和分离；第二点是技术化，必须培养出病原体，然后减毒或灭活。并且整个过程一定要能大规模复制。随着需求的增长，生产病原体机构的数量也成倍增加，但谁又能确定所有产品都会保护人类而不是让他们生病？对于越来越致力于提高公民健康水平和福祉的政府来说，这个问题越来越受到关注。法国和德国当局都朝着这个方向迈出了一步。

在法国，这一任务交给了专业检查员，他们负责评估工厂生产血清的设施是否齐备，不过他们不需要测试产品的质量。和这些负责确保设施标准的检查员相似，负责生产血清和疫苗的实验室负责人中的大多数也都曾在巴斯德研究所接受过培训，或者有各种联系。历史学家沃尔克·赫斯（Volker Hess）指出，这使巴斯德研究所不仅要负责其自身的生产，还要负责监督潜在的竞争对手。

由于德国的生产是基于竞争性市场的，任何人都可能将自己定位为血清生产者，因此德国建立了一种更严格的制度，就是由国家来负责确保出售给公众的血清和疫苗的质量。这些监管程序在国家和市场导向的生产系统下十分活跃，起着极其重要的作用。

19 世纪 90 年代，德国建立了国家质量控制体系，规范了生产和分配的过程以及公众获得血清的机构和方式。生产出售血清的公司需要首先申请生产许可。然后他们必须任命一名医疗官员负责向地方政府汇报。1896 年，柏林成立了一个新的血清检测和研究机构（血清研究和检测研究所），由保罗·埃尔利希（Paul Ehrlich）（贝林以前的同事）担任主任。他规定，所有生产商都必须将每批白喉抗毒素血清中的样本送到埃尔利希的研究所进行测试。在埃尔利希的研究所，检测人员将血清与毒素混合，将这种混合液注射到豚鼠体内，二者的效果要是能够相互抵消，才算满足了要求。但由于疾病症状的评估有着很大的不确定性，埃尔利希设定了一个明确的指标——动物的死亡。混合物应使参与实验的动物恰好在 4 天后死亡。如果它过早死亡，血清就被评定为效果太弱而被退回。如果该批次通过了测试，得到了批准，颁发证书后，医疗官员就可发放该批血清。

埃尔利希的方法可以制备具有标准效力的血清。这在大规模接种计划中至关重要。埃尔利希于 1897 年出版了《白喉抗血清的效力估计及其理论基础》，该书被普遍认为是生物标准化诞生的标志。尽管埃尔利希的程序复杂且难以遵循，但其重要性得到了认可。1900 年，埃尔利希在伦敦宣讲了他的测试方法。

从 1895 年起，勃朗·威康（Burroughs Wellcome）一直在伦敦生产血清。该公司非常清楚确保其产品质量的重要性。1903 年，该公司生理研究实验室的工作人员、生理学家亨利·戴尔（Henry Dale）跟随埃尔利希学习了几个月，才返回伦敦。

然而，与德国政府不同，英国政府不愿意插手。勃朗·威康在英国销售血清，而在英国，制造商可不止威康一家。但是直至 19 世纪末，白喉仍夺走了英国数千人的生命。即便如此，英国政府仍不愿干涉自由贸易行为，他们迟疑犹豫，且不情愿采取任何形式的监管措施。到了 20 世纪 20 年代，英国政府仍然既不愿意官方生产白喉血清，也不愿意推荐其广泛应用，或对生产白喉血清的公司施加任何形式的监管。一些英国医生希望为患者接种疫苗，但又不知道如何才能得到保障去使用质量可靠的产品。

相比起来，他们的德国同行更幸运一些。尽管这个普鲁士国家的政府没有参与生产血清，将其留给了私营药品公司，但政府负责审查得到允许生产血清机构的资质，并对它们的产品质量做了要求。与英国同行不同，德国医生和接受治疗的儿童的父母可以确信他们所使用的血清既安全又有效。普鲁士的行政做法对于发展生物标准化技术和发展监管监督实践都很重要。

除了这些技术和行政程序外，20 世纪 20 年代还出现了另一套技术，这些技术对于此后进行大规模疫苗接种具有重要意义。最初，白喉血清用于治疗后，患者的康复很好地证明了其有效性。但对于疫苗的预防性技术，情况就不一样了。

因为没有任何直接或明显的证据能证明其有效。这些预防性效果的数据需要由大量人员花很多时间来采集、分析和解释。由于卡介苗没有用于治疗结核病，因此无法将患者的康复作为疗效的指标。那么怎么能确认它保护了人们免受感染呢？什么样的证据有足够的权威？又该怎么去收集这种数据呢？

在 20 世纪 20 年代，拥有垄断权的巴斯德研究所致力于生产卡介苗，并将其提供给整个法国的医疗从业者。该国的任何一名医生或助产士都可以联系该研究所，为在户婴儿提供 3 剂卡介苗。作为交换，他们需要在接下来的几年中提供该儿童的有关临床数据。截至 1926 年 12 月，将近 2 万名婴儿接种了卡介苗。由于其垄断地位，巴斯德研究所能够确保产品的标准化和稳定性。不过由于疫苗易失活，只能保留几天的效力，因此有效的生产和分配至关重要。比如从巴黎送到法国之外的地区是不可能的。因此巴斯德研究所第一次动用了它广泛的国际资源，授权给国外实验室生产卡介苗。

卡尔梅特不喜欢搞统计数据这一类的事情。但即使医学统计学尚处于起步阶段，他也不得不承认，为了说服专业人士相信疫苗的有效性，他需要一些统计数据。具体而言，他必须对已接种和未接种疫苗的儿童进行对比。为做到这一点，卡尔梅特需要知道未接种疫苗儿童的预期结核病死亡率。他向全国各地的药房发送了调查问卷，并计算出未接种疫苗儿童的死亡率为24%。换句话说，他的结论是，在每100名感染肺结核的婴儿中，有24人会在第一年因此而夭折。相比之下，接种疫苗的儿童死亡率不到1%。对于卡尔梅特来说，这些数字足以证明疫苗的功效。它可以放心使用。

然而，在法国之外，并非所有人都相信卡尔梅特的统计数据。人们试图用更好的方法来获取令人信服的证据。受益于巴斯德研究所的地位，所有卡介苗使用者的数据都会在巴黎进行汇集和整理，并在1927年至1928年间向全世界提供统计分析结果。对于卡尔梅特来说，这些统计数据证明了疫苗的有效性，但却受到了一连串来自国内外的批评。比如为什么没有对孩子进行进一步检测？为什么针对24月龄后儿童健康状况的研究得出的结论与结核病免疫结核菌素实验的不良反应不一致？导致这个问题的原因是药物是口服的吗？当时斯堪的纳维亚各国已经开始注射疫苗，而法国人仍在口服。正确的基线数据是什么？是在没有接种疫苗的情况下预期的死亡率吗？卡尔梅特估计未接种疫苗的儿童中与结核病相关的死亡率为24%，而哥本哈根的一项研究发现，这一死亡率仅为5%左右。

格林伍德少校（Major Greenwood）来自伦敦，是新兴的流行病学领域的主要人物。他质疑卡尔梅特所说的接种疫苗和未接种疫苗的儿童的可比性。格林伍德觉得样本量的规模太小，无法得出任何可靠的结论。1928年，国际联盟卫生组织研究了卡介苗是否有效的问题，以及确定其有效性所需的数据类型。由于抽样不明确，专家小组在很大程度上赞同格林伍德的批评。他们认为，在卡尔梅特的数据中，不仅不清楚接种疫苗的儿童是如何选择出来的，而且由于没有进行尸检，无法得知实际由结核病引起的死亡案例数目。专家们坚信，为了得出统计上可靠的结论，必须与对照组合作，即接种疫苗和未接种疫苗的儿童群体在其他相关方面也要具有可比性。

对照组和随机化的想法并不是一个全新的概念。哈夫金曾试图进行对照组研究，但由于政治原因未能进行。丹麦医学研究员约翰尼斯·菲比格（Johannes Fibiger）在这方面取得了更大的成功。在柏林，他与科赫、贝林一起学习，菲比格回到哥本哈根后开始研究白喉。1896年，作为一名初级医生，他说服他的上司发表观点，否定了此前证明血清治疗白喉疗效的研究。1896年和1897年之间，菲比格进行了第一次随机实验。白喉患者在他们入院的那天就确定下来是否接受血清治疗。在这一年入院的大约1000名患者中，约有一半因某种原因被排除在外。其他 500 名左右被分配到"实验组",或者通过日常交替分配到实验的"对照组"。该研究的结果显示血清治疗有效,并于 1898 年发表。然而,由于是以丹麦语出版,很少有丹麦以外的人能读懂,因此这些结果在国际上受到的关注很少。不过 30 年后,在 20 世纪 20 年代,人们都开始认同,只有随机化和对照组的实验才能得到令人信服的证据。(不过即便到了 20 世纪 30 年代后期,常见的模式还是:一位领先医学院的杰出教授在治疗过几个患者之后,他的观点就成为依据,人们以此来引进、推广新的治疗方法。)

尽管卡尔梅特不喜欢统计数据,但如果他想要推广疫苗,他就必须做出回应。当时据说有 76 名德国婴儿因为接种了卡介苗而死亡,严重损害了疫苗的声誉。卡尔梅特的困难在于,国际统计学专家组要求使用对照组和随机化,但由于家庭医生的反对,在法国进行这样的研究是不可能的。卡尔梅特因此将研究对象转到阿尔及尔,巴斯德研究所的一个分支机构已经在那里生产和销售卡介苗。该市有一个组织良好的收集人口统计数据的系统,其最贫穷和人口最稠密地区的穆斯林人口有着非常高的死亡率。这些都是卡尔梅特想要的随机实验的完美条件。

在 20 世纪前二三十年中，开发和生产保护公众健康的生物工具（血清和疫苗）系统的条件慢慢成熟。用于分离、鉴定和培养杆菌的技术也越来越复杂、精密。但疫苗生产从来不仅仅是细菌科学的问题。生产的机构、统计方法、监管制度、生物标准、安全运输和管理这些（通常是易受损的）材料的系统都同样重要。这些机构的形式和相关实践因地而异。在许多国家，通常是将公共卫生研究与血清生产相结合，由国家或地方政府建立生产设施。在其他和普鲁士一样的国家，生产则由私营企业掌控。这两种模式实施地点相距甚远，不过都通常由在柏林或巴黎接受过细菌学培训的医生主持，有时也会得到政治方面（无论是帝国主义还是民族主义）的支持。因为生物制剂在一段时间后会失去效力，所以最好尽可能在靠近使用地点的地方进行生产。

白喉血清的经验告诉我们，如果要确保安全性和效力，在不同地方分散生产和使用的这些材料也需要标准化和调配系统。标准化和监管与普鲁士的行政传统很吻合，尽管那里制定的严格的监管制度在世界各地并不受到政治家的欢迎。因此，我们看到，虽然一些政府承担了生产其公共卫生系统所需疫苗的责任，但在其他国家，政府的功能仅限于确保商业化生产的疫苗质量合格，以保证人们对疫苗抱有信心。还有一些国家的政府不愿意以任何方式进行干预，比如英国政府就直到20世纪20年代后期才开始负责监管、监督疫苗生产。然后，随着新学科流行病学的出现，预防性工具的功效标准发生了重大变化。

爱德华·詹纳指出了方向，路易斯·巴斯德清除了道路上的阻碍。随着技术的改进，人们的注意力从巴斯德原来关注的相对少见的疾病，如炭疽和狂犬病，转到重大公共卫生问题上。20世纪初，许多疾病，包括天花、伤寒、白喉、霍乱、肺结核、瘟疫和黄热病，都严重威胁着人们的生命。此外，检疫这一手段几十年来一直是公共卫生关键组成部分，但是在贸易迅速扩大的时代，检疫的地位和功能岌岌可危。人们觉得它不仅扰乱了国际贸易，而且可能导致国家之间的政治摩擦。

世纪交替之际的1900年左右，在许多利益和考虑因素的相互作用下，巴黎和柏林的疫苗技术（包括工艺和产品）的推广十分复杂。除人道主义方面外，还有各种政治利益，包括确保殖民地的运作和盈利能力，以及履行公民责任。这其中或多或少存在着商业利益的因素，并且在各国的重要性各不相同。因为疫苗一直致力于缓解或预防痛苦、控制疾病传播，而且它是一种潜在的有利可图的商品，所以这些问题几乎不可能全部解决。然而，显而易见的是，疾病负担——公共卫生需求——是影响细菌学家注意力的主要因素。那些需要用血清和疫苗来抵抗的疾病，往往是引起最严重的痛苦和死亡的疾病之一。

第三章

———

技术：病毒的挑战

　　细菌学在 20 世纪初的几年里发展迅速，为医学提供了一些与传染病作战的重要的新工具，其中之一是梅毒的新疗法。在经过长时间的艰苦实验后，1909 年，保罗·埃尔利希（Paul Ehrlich）发现了一种砷的有机化合物，它会破坏导致梅毒的病源，一种名为螺旋体的细菌。埃尔利希认为这是一种抗梅毒的"灵丹妙药"，由赫斯特（Hoechst AG）公司命名为萨尔瓦桑（Salvarsan）进行销售。

　　当时市面上已有预防狂犬病和白喉的疫苗，还有一种前景很好的伤寒疫苗。许多欧洲国家已经建立了生产这些疫苗的机构，有些属于公共卫生部门，有些属于商业企业。

　　1914 年夏天，欧洲陷入血腥的动乱。哈布斯堡王朝继承人弗朗茨·斐迪南大公遇刺，随后奥匈帝国对塞尔维亚宣战，引发了一场持续了四年多的战争。平民和武装部队的死亡人数都庞大得可怕，数百万人在战争中死亡，不仅死于炮弹和毒气的袭击，还死于大规模暴发的流行病。士兵在泥泞的战壕中作战，不得不整日与污秽和肮脏为伍，使得伤寒和斑疹伤寒等疾病在很长一段时间内会时不时地暴发。在这种情况下，士兵的健康不断受到威胁，而莱特和利什曼研发的伤寒疫苗发挥了巨大的作用，证明了其疗效。在前线作战的英国士兵中，97% 的人接种了疫苗。因此此次战役中，英国士兵死于伤寒的人数远低于前几次战役。

　　第一次世界大战结束后，凡尔赛条约改变了欧洲和中东的版图。旧帝国（奥匈帝国和奥斯曼帝国）以及俄国都消失了（俄国革命的结果），新的国家诞生。1920 年，国际联盟成立，总部设在日内瓦，主要任务是维护世界和平、解决国际争端。

　　此时的欧洲，大部分地区生活条件急剧恶化，公共卫生、尤其是传染病控制，受到越来越多的关注。国际联盟将卫生作为关注的问题之一，并设立了一个常设卫生局以及其他各种咨询机构（正是这个机构质疑了卡尔梅特的卡介苗接种数据的充分性）。该联盟的卫生组织很快开始了雄心勃勃的国际运动，例如，消灭导致疟疾和黄热病的蚊子。

在国际上，洛克菲勒基金会也发挥了关键作用。它向国际联盟卫生组织提供了财政支持；在拉丁美洲大部分地区组织了大规模的人口健康调查，并执行了钩虫和黄热病根除方案；在中欧也很活跃，设立了国际卫生委员会，来帮助从旧帝国的废墟中崛起的新国家建立有效的公共卫生系统。对基金会而言，社会稳定、民主和良好的健康是相辅相成的，因此它不愿向苏联提供任何援助。洛克菲勒基金会还执行了一系列任务，试图评估是否有可能仿照美国约翰·霍普金斯大学在欧洲建立新的卫生研究所，以及相应的公共卫生领域培训方案。一些专家被派往这些新成立的国家的卫生部作为顾问，不过他们常常对这些新国家中遗留下来的奥匈帝国或奥斯曼帝国的行政传统表示不满。

1919 年，英国成立了卫生部。战时的医学研究委员会的工作，即组织和协调医学研究工作，成为新的医学研究委员会的永久的基础。随着政治对公共卫生、社会福利和医学研究的关注日益增多，其他国家也开始采取类似的措施。时任波斯外交部长带领波斯代表团团长参加了 1919 年凡尔赛和平会议，他利用这次访问的机会与巴斯德研究所取得了联系。他邀请法国细菌学家帮助他的政府在波斯建立一个附属研究所，以此来解决这个国家的公共卫生问题。法国人非常愿意，因为这正好符合巴斯德研究所的使命。1920 年，一位法国细菌学家应邀前往德黑兰。

滤过性病毒

随着战争的结束，一场空前严重的流感席卷全球。早在几百年前，流行性感冒（简称流感）的症状就已为世人熟知：高热、喉咙痛、疲倦、头痛、四肢酸痛、咳嗽。通常，患者遭受几天的痛苦之后就会康复。但 1918 年暴发的流感却不同，它影响的并不是儿童和老年人，而是正处于壮年的成年人，20~40 岁的人群风险最大。由于士兵感染流感死亡，在一些地方甚至连仗都打不下去了。该次流感疫情被称为"西班牙大流感"，虽然它并非起源于西班牙，与西班牙也没有特定的联系。流感病毒分两波侵袭，第二波（1918 年秋季）的严重程度远远大于第一波（1918 年春季）。人们估计有 2 000 万到 1 亿人死于本次疫情，其影响波及整个地球，仅在英国就有 20 万人死亡。成千上万市民的死亡让波斯政府向巴斯德研究所寻求帮助。无论过去的成就如何，在 1918 年，这门新科学面临着它无法应对的挑战。

没有人明白为什么流感突然变得如此严重。当时，医学科学家普遍认为流感是由一种叫作法伊弗氏杆菌的细菌引起的。理查德·法伊弗（Richard Pfeiffer）是罗伯特·科赫的学生和同事，他在细菌学和免疫学方面有许多重要发现。1892年，他从流感患者的鼻子里分离出一种芽孢杆菌，将其命名为流感杆菌，不过更多人称之为法伊弗氏杆菌（Pfeiffer's Bacillus，以法伊弗的名字命名，现称为流感嗜血杆菌）。

为了解决西班牙大流感的问题，科学家开始分离这种芽孢杆菌，试图用以前制备疫苗的方法生产流感疫苗。但不幸的是，许多流感患者身上并没有发现芽孢杆菌。因此，人们把多种与呼吸系统疾病有关的细菌制成了疫苗，其中包括法伊弗氏杆菌和肺炎球菌，但无论哪种疫苗对这次流感都没有一点作用。

细菌学在流感疫情面前无能为力，深陷恐惧的人们满怀绝望，把任何一种可能的疗法都当作了救命稻草。而专利药品供应商，就如同《传染病》中的艾伦·克鲁姆维德那样，非常乐意提供这样的救命稻草。与此同时，一些科学家认为这种芽孢杆菌可能并不是导致流感的真正原因。还有什么别的可能？为了探求可能的病因，科学家和研究人员以一种缓慢而又曲折的方式，进入了生物学研究中的一个全新的领域。

19 世纪，烟草已经成为一种重要的商业作物，因此，19 世纪晚期烟草植物暴发的疾病带来了严重的经济损失。19 世纪 80 年代，荷兰的瓦赫宁根（Wageningen）发现了名为烟草花叶病的疾病，该病可以从一株植物传播到另一株植物，不过致病原因并不确定。俄罗斯的烟草作物也受到影响，德米特里·伊万诺夫斯基（Dmitri Ivanovsky）被派去进行调查。1892 年，他发现导致疾病的病原体通过了极其精细的用于收集细菌的过滤器，即使如此，伊万诺夫斯基仍然认为病原体是一种细菌。

荷兰细菌学家马提纳斯·威廉·贝杰林克（Martinus Willem Beijerinck）对荷兰早期研究中无法解决的问题很感兴趣，在实验中，他也发现了这个问题。贝杰林克发现，可以留住细菌的陶瓷过滤器无法收集该病的病原体。贝杰林克灵感突现，认为这种病原体只能在活体组织中繁殖。这样一来，标准的细菌学研究工具用处不大，因为这种病原体既不能在体外培养，也不能在显微镜下观察。根据他的化学知识，贝杰林克确信，他所处理的根本不是细菌，而是一种简单得多的东西。他推测，它只不过是一个大分子，以某种方式自我复制，但只存在于活体组织中。贝杰林克称其为烟草花叶"病毒"，"病毒"一词来自拉丁语，意思是毒药或毒液。

对于大多数与贝杰林克同时代的人来说，这种认为一种植物病害仅仅是由一个分子引起的想法似乎是荒谬的，不过是他的异想天开。然而，20 世纪初，科学家发现，还有一些病原体（包括引起牛口蹄疫的病原体）也无法用细菌学家的过滤器收集，所以，"病毒"这个词沿用了下来。这种新的微生物被称为滤过性病毒。在 20 世纪初，人们在对动物疾病的研究过程中，还发现了其他一些滤过性病毒，主要来自家禽。

1901 年，意大利费拉拉的病理学教授尤金尼奥·森坦尼（Eugenio Centanni）通过实验证实，引起鸡瘟的病原体可以穿过细菌过滤器，这种病原体后来成为许多关于病毒本质的研究的焦点。尽管研究人员急于找到培育病毒的方法，以避免使用大量动物进行实验，但没有一种人工媒介能起作用。森坦尼接着又有了另一个发现（后来证明该发现对疫苗生产非常重要）。他将鸡瘟病毒注射到受精卵中，发现它杀死了受精卵并存活下来，但没有繁殖。森坦尼无法确定他分离出的物质的性质。它是一个活的有机体，还是一个复杂的化学分子，还是介于两者之间？

摩德纳大学的弗朗西斯科·桑费利斯（Francesco Sanfelice）指出，引发鸡瘟的病原体表现出一种蛋白质的特性，但神奇的是，这种蛋白质能够在活细胞内自我复制。桑费利斯的观点似乎与同时代人对烟草花叶病病因的设想十分接近。然而，他们一个研究动物的疾病，另一个研究植物的疾病，所以对彼此的发现并不了解。当时也还没有一门叫作"病毒学"的学科，如果有了这个学科，无论是研究人类病毒、动物病毒，还是植物病毒或者细菌病毒（细菌病毒的研究对分子生物学的出现极其重要），研究人员们都会阅读彼此的文章并交流研究成果。

当时正在深入研究的一种疾病是黄热病。几十年前，古巴医生卡洛斯·芬利(Carlos Finlay)曾推测,病原体由蚊子携带。多年来，黄热病预防一直强调控制蚊子的繁衍，这种方法取得了相当大的成功。然而，分离蚊子携带的传染因子的尝试纷纷告败。1902 年，美国陆军委员会对古巴的黄热病进行了调查，得出的结论是，黄热病也是由一种过滤性病毒引起。

这是第一种认定为由这种新病原体感染的人类疾病。此后，洛克菲勒基金会设在尼日利亚的西非黄热病委员会（West Africa Yellow Fever Commission）和塞内加尔的巴斯德研究所都开始着手分离这种病毒。1927 年，这两家公司均获得成功，但也都付出了代价：一些研究人员感染了黄热病并死亡。

一旦发现了病毒，研究人员就可以调查其行踪和传播方式。人们在非洲和拉丁美洲的许多种猴子身上也发现了这种病毒。研究发现，生活在离它们很近的地方的猴子和人群都产生了对这种病毒的抗体。就其传播方式而言，卡洛斯·芬利是正确的。他猜测病毒是由蚊子携带，这一猜测得到了证实。

1918 年流感大流行之前，人们认为流感是现代城市生活的正常风险之一。但 1918 年后，它的意义发生了变化。"什么时候它会再次变得如此致命？"这个问题无论在今天，还是在当时，都十分尖锐。越来越多的人知道了这种疾病，到20 世纪 20 年代，患者去看医生时抱怨最多的就是这种疾病。虽然此时直接死于流感的人相对较少，但一旦感染，患者则可能罹患肺炎，情况就要严重得多。许多人死于流感引发的肺炎。

尽管越来越多的人猜测流感可能是由一种病毒引起的，但几乎没有直接证据表明事实确实如此。突尼斯巴斯德研究所的查尔斯·尼科勒（Charles Nicolle）是唯一一位成功地用一种通过过滤器的病原体（即病毒）使人（和猴子）感染的研究人员。然而，在他的研究中，人类的实验对象只有两三个，所以尽管这项研究是在法国科学院发表的，但并没有产生多大影响。

在英国，新成立的医学研究委员会（MRC）把极大的精力投入到病毒研究中。1918年西班牙发生大流感疫情，"自黑死病以来最严重的疫情"，帮助病毒研究计划争取到了政治支持。随着人们不断发现新的证据，到20世纪20年代初，越来越多的科学家确信，流感确实是由病毒引起的。

20世纪30年代，尽管科学家一直在争论病毒是应该被视为活的有机体，抑或仅仅是一种化学物质，但对病毒的了解还是在不断增长。1935年，美国生物化学家温德尔·斯坦利（Wendell Stanley）做出了一种蛋白质的结晶体，他声称这种蛋白质具有烟草花叶病毒的特性（尽管他的发现后来受到质疑）。渐渐地，研究植物、动物和人类病毒性疾病的科学家开始互动，病毒学学科开始形成。越来越多的人一致认为，病毒由蛋白质和某种遗传物质结合而成。

正如科学发展中经常出现的情况一样，新仪器的出现大大促进了研究进展。尽管病毒太小，无法用光学显微镜观察，但到 20 世纪 30 年代，出现了一种新型显微镜。这种显微镜并没有采用可见光，而是使用电子束，把新型光线投射到病毒上，让我们对病毒有了更进一步的了解。

如果要研制流感和黄热病等病毒性疾病的疫苗，就必须调整用于制备细菌疫苗的标准步骤，包括分离、培养和减少／灭活病原体。毕竟，这些病毒不会在试管中生长，也不知道如何才能最好地进行减毒或灭活。1931 年，范德比尔特大学的爱丽丝·伍德拉夫（Alice Woodruff）和欧内斯特·古德兰奇（Ernest Goodpasture）完善了森坦尼在 30 年前尝试的受精卵接种方法。他们证明了小鸡的绒毛尿囊膜(相当于鸟类的胎盘)的胚胎细胞可以作为病毒的培养基。用鸡胚制成的天花疫苗和用小牛制成的疫苗一样有效。它最大的优点是避免了使用活体动物可能带来的细菌污染风险。这种新的使用受精卵制成疫苗的技术对疫苗生产来说是无价的。

研制流感疫苗

20 世纪 30 年代初，由于引起流感的病毒还没有被分离出来，流感疫苗的研究进展缓慢。1933 年，伦敦国家医学研究所的科学家从流感感染者的鼻子或喉咙中提取黏液，喷入雪貂（广泛用于兽医研究的动物）的鼻子中。如果一只动物出现了人类流感的症状，其肺组织将被干燥、磨碎、过滤并用于接种另一只动物。到 1935 年，这些伦敦的研究人员，以及美国的托马斯·里弗斯（Thomas Rivers）和澳大利亚的弗兰克·麦克法兰·伯内特（Frank Macfarlane Burnet）都确定：流感是由病毒引起的，已经感染过病毒的雪貂会产生抵抗力来应对再次感染。

研制疫苗的第一步成功迈出，第一次流感疫苗实验开始于 20 世纪 30 年代末。第二次世界大战的爆发为研发有效疫苗提供了新的动力，正如第一次世界大战给伤寒疫苗的研制增添了紧迫性一样。大量集结在一起的士兵将是传染病的完美的温床，1918 年那场流行病席卷全球的场景仍然历历在目。

20 世纪 40 年代初，疫苗研究有了 3 个重要的进展。墨尔本大学的麦克法兰·伯内特（1960 年诺贝尔奖得主）的研究表明，流感病毒在受精的鸡蛋中生长良好。纽约洛克菲勒研究所的乔治·赫斯特（George Hirst）发现，从受感染的小鸡胚胎中提取的液体会导致红细胞形成团块。无论红细胞来自小鸡还是人类，情况都是如此。这一发现为血液凝集实验奠定了基础，可用于确定样本中的病毒数量。这两项技术极大地促进了流感疫苗的开发。

但是，科学家遇到了一个很复杂的情况，他们发现流感病毒不止一种，对一种流感病毒的免疫力不能用来抵抗另一种流感病毒。密歇根大学的托马斯·弗朗西斯（Thomas Francis）分离出的一株病毒被命名为"B 型流感"，而在伦敦早些时候分离出的那株病毒（后来发现与禽鼠疫等禽类病毒密切相关）则被命名为"A 型流感"。更复杂的是，似乎每种类型的病毒都有不同的菌株。针对这种情况，疫苗中必须含有哪些组成部分才能发挥作用呢？

在准备参战之际，美国加强了在流感领域的研究。1941年，其军部成立了一个流感委员会，一些国内顶尖的病毒学家和流感疫苗研究人员参与其中，托马斯·弗朗西斯担任该委员会主席。流感委员会将开发一种有效的疫苗列为主要优先事项。尽管该领域的大多数美国研究人员认为只有减毒病毒疫苗会起作用，弗朗西斯却不这么认为。在热情的纽约青年乔纳斯·索尔克（Jonas Salk）的帮助下，弗朗西斯开始研制一种灭活疫苗，先用紫外线杀死病毒，然后换用化学药剂。

1942 年，一种含有 B 型病毒和若干 A 型病毒株的福尔马林灭活疫苗已经可以进行临床实验，到 1945 年，商业化生产的疫苗已可用于所有士兵。

起初，这种疫苗非常有效。但奇怪的是，不久之后疫苗慢慢开始失效。在 1947 年的一次疫情中，人们发现这种疫苗根本无法提供任何保护。这是为什么呢？在 1947 年发现的病毒株究竟是 A 型病毒的新亚型，还是出现了更复杂、更令人担忧的情况，对此，研究人员无法达成一致的看法。麦克法兰·伯内特认为病毒正在变异，而流感研究人员越来越怀疑疫苗是否能提供长期保护。1949 年，人们发现第三种流感病毒能感染狗和猪（尽管相对很少感染人类）时，情况变得愈发混乱。这种病毒被命名为 C 型流感。

位于伦敦的英国国家医学研究所（National Institute for Medical Research）建立了一个世界流感中心，他们对病毒、病毒的本质、病毒的变异以及不同疫苗的有效性继续进行研究。关于流感，本章先说到这里，下一章再接着谈。

乔纳斯·索尔克曾协助托马斯·弗朗西斯研制灭活流感疫苗，很快，他在抗击病毒性疾病方面取得了另一个非凡的成就，从而闻名于世。

脊髓灰质炎：错误的开始

1932 年，富兰克林·罗斯福（Franklin Roosevelt）成为美国总统。10 年前，罗斯福是一位富有且前途无量的纽约律师，患上了一种通常被称为小儿麻痹症的疾病。由于下肢失去了功能，罗斯福只能坐在轮椅上。

在美国，小儿麻痹症又称脊髓灰质炎，是人们再熟悉不过的病，曾经引起过群众广泛的恐慌。1916 年，纽约暴发了一场疫情，导致了 9 000 余病例和 2 300 多人死亡。该市卫生局曾试图采取对其他流行性传染病有效的检疫和卫生运动来应对这次疫情，但未能奏效。

脊髓灰质炎与 19 世纪困扰人类的大多数疾病不同，它不是一种与贫困有关的疾病，贫困地区所受的冲击不是最严重的。虽然它常被称为"小儿麻痹症"，但最有可能感染的，实际上不是婴儿，而是年龄较大的儿童和年轻人。在两次世界大战之间，脊髓灰质炎在家长中引起了巨大恐惧，没有哪种疾病的严重性能与它相比，尤其是在美国。疫情的高发期在夏季。在许多社区，常见做法是关闭游泳池、海滩和操场，以防止携带病毒但没有症状的儿童之间可能发生的交叉感染。

众所周知，脊髓灰质炎是由一种病毒引起的。维也纳内科研究人员卡尔·兰德斯坦纳（Karl Landsteiner，因发现血型而闻名）很早就证实了这个事实。但此时尚不清楚病毒是如何进入人体的，也不清楚病毒是如何进入中枢神经系统并导致瘫痪的。在罗斯福总统致力抗击这种疾病的鼓舞下，科学家们逐步取得了进展。他们开始了解到，感染者会排出一些病毒，因此，在卫生条件较差的地方，一些病毒很可能会进入人们饮用或用于做饭、洗衣的水或游泳池的水中。所以生活在卫生条件差的贫困社区的儿童可能在早期受到轻度感染，并因此具有免疫力；而生活在卫生水平最高的富裕社区的儿童则不会有这种免疫力。

科学家在对猴子的研究中发现，这种病毒感染了脊髓中对肌肉提供刺激的神经细胞，使之不能再生。如果没有这些刺激，肌肉的功能就会停止，患者可能失去活动四肢的能力，或失去独立呼吸的能力。研究人员对感染机制进行了假设，并开始进行论证，随着他们对此有了更多了解，疫苗研发的希望越来越大。然而，对于20世纪30年代的研究人员来说，关键问题就在于脊髓灰质炎病毒似乎只在神经细胞组织中生长，所以在培养病毒时有很大的风险，即使是最微小的杂质也有可能引发脑炎。由此，许多顶级病毒学家认为永远不可能生产出一种安全的脊髓灰质炎疫苗。

但是还是有研究人员并未因此而停住脚步，他们继续尝试。20 世纪 30 年代，这些尝试带来了灾难性的后果。纽约大学医学院的莫里斯·布罗迪（Maurice Brody）研制了一种福尔马林灭活疫苗，并在数百名儿童身上进行了实验。其他研究人员在重复他的实验时，发现疫苗中的病毒并没有完全灭活。在费城，坦普尔大学的约翰·科尔默（John Kolmer）实验了一种减毒疫苗，接受接种的一些儿童因此而死亡，还有一些感染了疾病。

尽管麦克法兰·伯内特几年前就已发现脊髓灰质炎病毒不止一种，但究竟有多少种，尚未得知，也不知道对一种脊髓灰质炎病毒的免疫力能在多大程度上抵挡另一种脊髓灰质炎病毒，研制疫苗的时机还不成熟。在脊髓灰质炎疫苗有望在人类志愿者身上进行负责任的实验之前，人们需要了解更多情况。

二战余波：重建

20 世纪 40 年代末和 50 年代初，世界上许多地方都处于物资短缺和社会重建的时期，人们疲倦、饥饿，常常无家可归。在欧洲，首要问题是为数百万陷入贫困、无家可归、饥饿的人提供良好的医疗保健。在英国，新工党政府决心为每个人提供完善的医疗服务，因而建立了国民医疗保健制度。此外，第二次世界大战的技术成就——原子弹、雷达、计算机，激发了人们对未来先进技术的希望。同时，也造成了一些偏执，人们恐惧于即将到来的冷战，因而对未来原子能控制产生了政治上的痴迷。

从积极的角度看，一些人认为这些技术进步能让医学取得更加令人炫目的成就。美国广播公司董事长戴维·萨尔诺夫（David Sarnoff）设想，未来可能可以在人体内植入微型电子设备，以取代失去功能的器官。这样的愿景让人们充满期待，但医疗保健之所以正朝着一个新的方向发展，还有另一个原因：科学家和技术人员从战争服务中归来，他们在战争中被束缚的技能和创业能力都有了大显身手的机会，也找到了开发新医疗技术的途径。

但许多国家也面临着巨大的重建任务。曾经被纳粹德国占领或吞并的西欧国家一旦获得解放，就面临着重建政府、恢复经济生产和研究开发的挑战。例如，在荷兰，公共卫生研究所（在荷兰语中称为 RIV，后来更名为 RIVM）自 20 世纪 30 年代以来在疫苗供应方面发挥了关键作用。在战后初期，设施、场地和人力的缺乏阻碍了最新疫苗的生产，例如当时刚研制出的百日咳疫苗。1950 年，该研究所进行了改组，任命了新的管理人员，其任务也更加明确。1952 年，它成功地生产了一种白喉–百日咳–破伤风联合疫苗（DPT），并生产了一种用于制造天花疫苗的新设备。

在其他地方，政治动荡和重建机构有着不同的需求。在印度，第二次世界大战结束后不久，英国撤出印度，印度独立，然后又闹分裂。在医学领域，英国在帮助独立的印度（或独立的巴基斯坦）发展他们所需要的这类医疗机构方面做得很少。在疫苗科学和技术方面，殖民国家的政策未能为疫苗的可持续发展奠定基础，他们只鼓励短期的研究和生产需要。在疫情发生期间和战争期间，对疫苗和血清的需求增加，但关键的工作人员转到军队服役，老机构的研究职能缺失，变成了单纯的生产单位。机构里只有极少量的基础设施、人力和资源。

1948 年，世界卫生组织（WHO）成立，成为联合国系统的一部分。它从国际卫生组织联盟接管的职责之一是生物产品的标准化。人们普遍认为，世界上许多的供应疫苗不够有效，或者不安全。许多生产疫苗的国家没有任何控制疫苗质量的方案。因此，在 WHO 成立后不久，他们成立了一个生物标准化专家委员会，为每种疫苗以及用于医疗保健的其他生物产品制定质量标准。不久之后，世界卫生大会（即 WHO 的"议会"）建议，各国都应该采用为各种疫苗专门制定的无菌性、毒性和效力的参考标准，必须遵循商定的检测程序，每个国家的当局政府必须检查指导方针的遵循情况、各批次的疫苗是否安全有效。

与其他科学领域一样，到 20 世纪 50 年代，医学研究领域的核心地点已经转移，科学技术的领先地位已经从欧洲转到美国。许多著名科学家为逃离纳粹的迫害，在美国的大学里找到了避难所，而其他人则开始逃离在东欧和中欧大部分地区掌权的共产主义政权。此外，不可否认的是，战时科学组织的成功在一定程度上缓解了人们长期以来对国家干预的不信任。战前，一家私人慈善机构（洛克菲勒基金会）是美国医学研究的主要支持者，而现在，联邦政府越来越多地参与进来。美国国立卫生研究院（NIH）成立于 1930 年，20 世纪 40 年代，其预算开始增长，在 50 年代急剧上升。

脊髓灰质炎疫苗

1938 年，罗斯福总统和他的朋友兼助手巴兹尔·奥康纳（Basil Oconnor）为脊髓灰质炎成立了一个国家基金会［后来被称为"美国出生缺陷基金会"（March of Dimes）］，从美国公众那里为脊髓灰质炎的研究筹集资金，并成立了科学咨询委员会，由托马斯·里弗斯（Thomas Rivers）担任主席，该基金会不久后在支持开发安全有效的脊髓灰质炎疫苗方面发挥了关键作用。制药公司也开始对病毒疫苗产生了兴趣。哈佛大学教授约翰·恩德斯（John Enders）是这项病毒研究的核心人物，他的研究成功开发了安全有效的脊髓灰质炎疫苗。

恩德斯来自新英格兰一个富裕的银行家家庭，他先在耶鲁大学学习文学，之后放弃语言学硕士学位，改学生物学。20 世纪 30 年代末，他在哈佛医学院担任细菌学和免疫学助理教授，开始研究腮腺炎病毒。1948 年，他成功地在组织培养基中培育出了这种病毒。实验过后还剩下一些培养基（由人类胚胎皮肤和肌肉组织制成），恩德斯打算碰碰运气，在其中加入了脊髓灰质炎病毒。好运眷顾了恩德斯，病毒居然生长了，而且是在非神经组织中生长。之后的实验发现，其他脊髓灰质炎病毒种类中的病株也可以用这种方式培养，之前用的胚胎培养基可以用其他类型的非神经组织培养基替代。这项研究发表在 1949 年 1 月的《科学》杂志上。由此，研究人员对开发疫苗的兴趣迅速增长。

参与这项研究的弗雷德里克·罗宾斯（Frederick Robbins）解释说，以今天的标准来衡量，这个培养基十分粗糙。"一小块组织被切成小块，放入装有营养液的小烧瓶中。烧瓶温度和体温相当；大约每隔 4 天，置换新的营养液。"虽然这个实验并非精心准备，但是置换营养液的措施却无疑是一种创新。实验室在冰箱里储存有脊髓灰质炎病毒，恩德斯建议把其中一些放进营养液中看看会发生什么。他们本没有抱太大希望，因为之前除了在人类神经组织中培育病毒外，其他的方式都没有成功。他们的培养基由流产的人类胎儿的大脑、肌肉、肾脏或肠道组成。后来发现，用猴子肾脏组织制成的培养基也很有效。由于脊髓灰质炎病毒只在神经细胞组织中生长，所以似乎不太可能研制出安全有效的脊髓灰质炎疫苗。现在，突然间，它变得可行了。1949 年 1 月，第一本宣布在非神经细胞培养基中培养脊髓灰质炎病毒的出版物问世。从那时起，来自世界各地的人们都来参观哈佛大学的实验室，尽管恩德斯本人对开发脊髓灰质炎疫苗没有兴趣。

应对流感的经验告诉我们，为了制造有效的疫苗，有些问题至关重要：是否存在一种以上的病毒；如果存在，主要是哪些病毒导致疫情暴发。1948 年，人们认为可能至少有 3 种脊髓灰质炎病毒，但这不足以让疫苗实验继续下去，实验需要更多的确定性。这项被称为"病毒分型"的工作，人们普遍认为其枯燥无味，几乎没有研究人员愿意去做。

乔纳斯·索尔克愿意。

1949 年，在国家基金会的支持下，索尔克开始工作。他需要大量的猴子，因为猴子是已知的唯一一种易患各种脊髓灰质炎的动物。索尔克的工作证实确实存在 3 种脊髓灰质炎病毒（后来被称为一型、二型和三型）。随着对脊髓灰质炎病毒的了解越来越多，生产疫苗时必须面对的问题变得更加清晰。首先，对一种类型病毒的免疫并不意味着对另一种类型的病毒免疫，而一种有效的疫苗必须对所有类型的病毒侵袭都具有保护作用。但是每一种类型的病毒也有不同毒株（虽然已经发现大多数毒株属于一型），虽然一种毒株一般能抵御同一类型的其他毒株，但它们的性质还是有所不同的。最重要的是，某些特定类型的毒株比其他毒株更具毒性。由于一种毒株的毒性越强（因此也就越危险），就越有可能刺激抗体的产生，因此在决定将哪种毒株包括在疫苗中时，必须做出艰难的权衡。

索尔克想从病毒类型研究转向疫苗开发，他希望基金会能提供他所需的资源。1951 年 9 月，索尔克从哥本哈根的脊髓灰质炎大会返回美国，与奥康纳进行了交谈。受弗朗西斯早期学徒生涯的影响，索尔克决定制造一种灭活病毒疫苗，在回家的旅途中，他设法说服了奥康纳支持他。尽管当时包括约翰·恩德斯在内的大多数病毒学家都认为一种灭活的病毒疫苗不起作用，但是基金会没有理睬病毒学家的意见。

为了生产疫苗，索尔克需要从这 3 种类型中各提取一株。二型和三型菌株容易提取，但要从最常见的一型菌株中进行选择，则颇为艰难。索尔克最终选择了名为"马奥尼"的菌株，它的毒性特别强，因此应该特别具有抗原性。然后，他必须确定 3 个关键参数：灭活的温度和时间，以及病毒与杀死病毒的化学物质（福尔马林）的比例。到 1952 年初，他已经能够大量生产在猴肾培养基中培养出来的灭活病毒。

将该灭活病毒产品与矿物油混合后，即可供注射使用，也可作为佐剂使用。在猴子身上进行的实验表明，这种方法有效。索尔克采取的下一步行动，在如今看来，完全违背了医学伦理：他私自把疫苗打包装车，跑到匹兹堡附近的沃森残疾儿童之家，在那里的孩子身上做测试。一切都如他所愿，孩子们产生了抗体。当其他主要研究人员听到这个消息时，拒绝相信索尔克的结果。然而，到了1953年，需要疫苗的公众压力如此之大，美国国家基金会决定，大规模的实地实验不能再等下去了。密歇根大学的托马斯·弗朗西斯（Thomas Francis）受邀指导这项实验，他表示同意，但提出一个要求，这项实验必须是双盲研究：即被接种疫苗的人和研究人员都不知道谁接种了疫苗，谁注射了安慰剂。医学统计和证据标准自卡尔梅特时代以后终于有了进展。

计划中的大规模实验需要大量疫苗，六家制药公司受邀生产疫苗，但是很难以可重复的和标准的方式扩大索尔克的生产程序，而且这些公司也很难生产出符合所有安全要求的疫苗。但到了1954年3月，他们还是取得了成功。1个月后开始了为期3个月的运动，44万多名儿童接种了疫苗，20多万名儿童服用了安慰剂。

在分析实验数据的同时，基金会的官员们也在处理一个非常特殊的问题。如果这种疫苗证明有效，将立即需要数百万剂疫苗。为了按时准备好这些，制造商必须提前开始工作，这意味着他们必须在知道实验结果之前就进行大量投资。这是一个重大的金融风险，制造商不愿承担。毕竟，如果结果是阴性的，则疫苗无效，他们的投资就会白白浪费。为了解决这一问题，该基金会保证无论实验结果如何，他们会提前购买价值 900 万美元的疫苗。

1955 年 4 月，弗朗西斯在媒体的狂热关注下发表了他的报告。该疫苗被判定对一型有 60%~70% 的效果，对二型和三型有 90% 以上的效果。弗朗西斯还没说完，消息就传出去了。"与脊髓灰质炎相比，白喉和肺结核夺去了成千上万儿童的生命，但那时候教堂的钟声并没有为这些疾病的控制表示祝贺。"造成这种差异的原因，可能是基金会的公共关系部门做了大量的工作。仅仅 2 小时后，卫生教育和福利部部长就发放了这一疫苗的许可证。

许多国家立刻开始讨论脊髓灰质炎疫苗接种的可取性。丹麦在 1952 年受到空前严重的疫情打击，因而迅速采取了行动。丹麦血清研究所的专家很快与索尔克取得了联系，该研究所也迅速开始生产疫苗。其他欧洲国家则较为谨慎。在荷兰，荷兰卫生理事会（Gezondheidsraad）的一个特别委员会不相信灭活疫苗会足够有效，建议卫生部长不要允许进口这种疫苗。但是在 1956 年，这个国家经历了一场严重的脊髓灰质炎疫情，大约有 2 000 人死于这种疾病。这一事实，再加上美国取得的明确证据，使人们改变了看法。1956 年 12 月，荷兰开始进口在比利时生产的脊髓灰质炎疫苗。1959 年，荷兰公共卫生研究所（RIV）开始研制自己的灭活疫苗。

不过，一些生产商在生产过程中出现了问题。由于疫苗中发现了活病毒，一些批次的疫苗不得不被丢掉。很快就有消息称，加州的 6 名儿童因为注射了美国卡特公司生产的疫苗而染病瘫痪。在这样一个痛苦的抉择面前——是将卡特疫苗从市场上撤下，还是暂停整个项目（毕竟，每个人都可能出问题，而且灾难很容易再次发生）——美国卫生部长决定采取前一种选择。卡特公司停止生产并撤回了疫苗供应。科学家则开始讨论福尔马林（此前所使用的方法）是否能够完全灭活病毒的问题。也许用紫外线灭活会更好？1955 年 5 月，美国的疫苗接种计划暂时中止，公众对索尔克疫苗的信心已经严重动摇。

大多数不管怎样都对灭活疫苗的价值持怀疑态度的病毒学家觉得他们是对的。他们中的一些人正在开发一种替代疫苗，一种活的减毒疫苗。其中包括希拉里·科普劳斯基（Hilary Koprowski，一位曾在巴西研制黄热病疫苗的波兰移民）和经验丰富的赫勒尔德·科克斯（Herald Cox）。科普劳斯基和科克斯都受雇于美国立达制药公司（Lederle），各自独立开发一种活病毒疫苗。事实上，在三种类型的脊髓灰质炎疫苗还不为人所知之前，立达公司就已经开始研制一种活的脊髓灰质炎疫苗，并参与了对一组智力缺陷儿童的早期实验。尽管以现代的标准来看，这项工作既不负责任又不道德，但它还是带来了一项重要的发现：在实验者的粪便中发现了排泄出来的病毒。这意味着，当病毒进入供水系统时，它可以以"自然的"方式保护未接种疫苗的儿童。在对不同疫苗的相对效益进行权衡时，这一论据很快变得重要起来。不过另一方面，这种排出体外的减毒病毒有可能恢复毒性。

科克斯和科普劳斯基都想组织大规模的疫苗实验，但还有一个问题，因为大量的美国儿童已经接种了索尔克疫苗，也就意味着他们已经有了脊髓灰质炎抗体，所以，要把新疫苗的效果与旧疫苗的效果区别开来是不可能的。实验不得不在其他地方进行。最终科普劳斯基于 1956 年起在北爱尔兰安

121

排了一项"两型"疫苗的实验。志愿者没有患上脊髓灰质炎，他们的抗体也增加了。然而，研究者们发现，大量的病毒被排出体外，且其中的大部分确实在通过儿童肠道时变得具有毒性。因此，负责安排这项实验的贝尔法斯特微生物学教授乔治·迪克（George Dick）对此持否定态度。他认为这种疫苗不安全，不应该大规模使用。科普劳斯基随后离开立达公司，前往费城的维斯塔尔（Wistar）研究所，并在中非对他的脊髓灰质炎疫苗进行了进一步的实验；科克斯则在泛美卫生组织的支持下继续他在拉丁美洲的工作。

在辛辛那提大学，阿尔伯特·沙宾（Albert Sabin）也在该基金会的支持下致力于脊髓灰质炎减毒疫苗的研究。沙宾出生在俄罗斯，十几岁时随父母移民，他能够安排自己的疫苗在苏联、波兰和捷克斯洛伐克进行测试。1957 年，他把 3 种毒株的样本寄给苏联的斯莫罗丁采夫（Smorodintsev）和丘马科夫（Chumakov），由他们组织分发。该制剂混入糖浆或糖果中，分发给数百万人。与其说这是临床实验，不如说是一个大规模的示范项目。到 1959 年，项目在东欧取得了积极的成果。在美国，贝勒大学病毒学和流行病学教授约瑟夫·梅尔尼克（Joseph Melnick）接到要求去审查与科克斯和沙宾疫苗有关的数据。梅尔尼克对这两种疫苗都不满意，但他更不喜欢科克斯疫苗，觉得科克斯疫苗的毒性太大了。1960年8月，尽管有来自美国出生缺陷基金会的反对，认为索尔克疫苗的长期效益尚未确定，但美国卫生部长宣布，他将建议批准使用沙宾疫苗。

从1961年8月的一型开始，到1962年3月的三型（似乎是问题最多的疫苗）的结束，科学家对一个菌株接一个菌株进行了实验。此时，立达公司放弃了自己的努力，签约生产沙宾疫苗。针对这三种类型（一型、二型和三型）的疫苗分别用来给儿童接种。1963年生产出一种包含这三种类型的三价疫苗，情况才发生改变。

到了这个时期，关于索尔克灭活脊髓灰质炎疫苗（通常称为IPV）和沙宾减毒疫苗哪个更好，人们产生了不同看法。大多数病毒学家认为沙宾减毒活疫苗会更好：第一，这种疫苗要求口服而不是注射，应该更容易为公众接受。第二，人们认为沙宾疫苗，即通常所说的口服脊髓灰质炎疫苗（OPV）具有更持久的免疫力，这样就没有必要采用索尔克疫苗，因为索尔克疫苗需要重复注射加强针剂。第三，沙宾疫苗的反应更快，人们在几天内就能获得免疫力，而不是等上几个月的时间，这意味着当脊髓灰质炎在部分地区流行时就可以立刻使用该疫苗。最后还有一种观点，认为 OPV 可以为整个社区提供保护，从而为最终消灭病毒提供了一条途径，这要感谢从排入污水系统的减毒活病毒提供的间接保护。20 世纪 60 年代，随着人们越来越偏爱口服脊髓灰质炎疫苗，美国的制药公司放弃了索尔克疫苗的生产。在 20 世纪 60 年代中期，美国每年分发 400 万 ~500 万剂 IPV，到 1967 年这一数字降至 270 万剂，一年后降至零。与此相反，OPV 的分发已达到每年约 2 500 万剂。

1962 年夏天，随着数百万剂口服疫苗进入美国儿童的口腹，地平线上出现了一片乌云。有迹象表明，在少数情况下，疫苗中的减毒病毒已变得具有毒性，并使接种的儿童感染脊髓灰质炎。对全国数据的仔细分析表明，16 例脊髓灰质炎病例可能是由于疫苗本身的问题引发的。虽然有些人建议暂停活疫苗方案，但另一些人担心暂停方案可能会产生不良影响。如果公众对疫苗的信心受到动摇，疫苗接种率直线下降，那该怎么办？两年后，一个新的调查委员会再次审查了这些数据。自 1961 年以来报道的 87 例麻痹性脊髓灰质炎病例中，57 例被判定为是由 OPV 本身导致的脊髓灰质炎。这一次的情况与特定的疫苗或特定的生产商没有关联。该怎么办？

荷兰和北欧国家的情况大不相同，这些国家的公共卫生机构生产的 IPV 此时正在非常有效地使用（加拿大部分地区也是如此）。在汉斯·科恩（Hans Cohen）的领导下，荷兰国立公共卫生研究所（RIV）已将灭活脊髓灰质炎疫苗与该国免疫规划的支柱疫苗百白破（DPT）结合起来使用。这种结合抗原的想法并不新鲜。尽管人们担心抗原会相互干扰，但早在几十年前就有人尝试生产联合疫苗。一直以来的理由都是这样需要的注射次数更少。在荷兰，新的 DPT-P 联合疫苗发挥了巨大的作用，脊髓灰质炎得到了控制。后来，尽管没有出口市场（因为几乎全世界都在使用口服疫苗），研究所仍然投入了大量资源，用于提高疫苗的效力以及减少对猴子数量的依赖。研究所对市场机会不感兴趣，该国高效免疫规划需要的是创新。后来，该研究所与乔纳斯·索尔克和查尔斯·梅里厄斯（Charles Mérieux）——他们对商业机会和恢复 IPV 都感兴趣——合作，在非洲进行了增强 IPV 的实验。口服疫苗在热带气候条件下不稳定，运输需要一套从生产地点到交货地点的复杂冷链。尽管 IPV 的优点是在炎热的气候中更加稳定，但还是得想办法才能让持怀疑态度的世界相信，它在炎热的国家非常有效。

黄金时代

在 20 世纪 40 年代之后，开发针对病毒性疾病的新疫苗的尝试并不仅局限于脊髓灰质炎。恩德斯对病毒的研究实际上是从腮腺炎病毒开始的。对他来说，研究脊髓灰质炎病毒最初是他的副业，但鉴于人们对脊髓灰质炎流行的普遍恐惧，这项工作肯定很快就被视为更重要的工作。在发展中国家，脊髓灰质炎并没有引起同等程度的恐惧。对这些非洲、亚洲和拉丁美洲的贫穷国家来说，哈佛大学的另一项工作将更具有公共卫生方面的重要性。

在 20 世纪 50 年代，大多数北美或西欧儿童感染过麻疹，这种经历令人非常不愉快，通常意味着孩子要在一个黑暗的房间里待几天。但感染很少带来严重后果，几乎所有儿童都康复了。但是对于一个非洲儿童来说，感染麻疹是非常严重的（现在仍然如此）。在非洲，死于麻疹的儿童数量远远超过死于脊髓灰质炎的儿童。贫穷国家的许多儿童都营养不良，人们认为这损害了孩子们免疫系统的功能，但是其实也与资源的可用性和新抗生素有关。与麻疹相关的死亡主要是由于继发性感染，而在工业化国家，这些感染可以通过抗生素得到有效治疗。不过即使如此，麻疹导致的死亡人数下降了，麻疹的发病率却没有下降，而且由于麻疹病毒传播广泛，绝对患病人数十分庞大，医生的负担也相当沉重。

家长们似乎并不认为麻疹是非常严重的疾病，公众对疫苗的需求压力也很小。此外，美国医生的普遍观点是，如果有麻疹疫苗，就应该接种。

约翰·恩德斯是对开发麻疹疫苗感兴趣的人之一，这与他早些时候对开发脊髓灰质炎疫苗时缺乏兴趣形成鲜明对比。1954 年，在成功培育出脊髓灰质炎病毒的基础上，恩德斯和他在哈佛大学的同事们又成功培育出麻疹病毒。因为他们最初的样本取自一个名叫大卫·埃德蒙斯顿（David Edmonston）的男孩，所以这个菌株被称为埃德蒙斯顿菌株。1960 年，恩德斯与儿科医生萨缪尔·卡茨（Samuel Katz）一起，证明了经过适当减毒的埃德蒙斯顿菌株能够刺激易感儿童产生麻疹抗体。在当时，恩德斯和索尔克以及同时代的许多科学家一样，对申请专利没有兴趣。相反，他想鼓励其他研究人员，所以让任何想研究这种病毒的研究人员都可以免费获得这种病毒。很快，很多人都参与进来，其中有美国家居用品公司的安东·施瓦茨（Anton Schwarz）和默克公司的莫里斯·希勒曼（Maurice Hilleman）。此外，受索尔克早期研制灭活脊髓灰质炎疫苗的启发，其他实验室也在努力研制灭活疫苗。

1963 年 3 月，首批两种商用麻疹疫苗获准在美国使用：默克公司生产的减毒活疫苗（名为 Rubeovax）和辉瑞公司生产的福尔马林灭活疫苗（名为 Pfizer-vax measlesk）。减毒活疫苗似乎能为儿童提供抵抗麻疹的长期保护，不过也有一些令人讨厌的副作用，许多儿童在接种疫苗后出现暂时性高热和皮疹。虽然同时给他们注射丙种球蛋白（一种从血浆中提取的蛋白质）可以减少副作用，但很明显，疫苗中的病毒必须进一步减弱。灭活疫苗没有这些副作用，但抗体水平的测量显示，它的效果没有那么好。当时还不清楚灭活病毒疫苗能否提供几个月以上的保护，如果保护时间过短，麻疹感染的风险就有可能推迟到年龄较大的时候，届时感染麻疹的后果可能更严重。此外还有一种联合用药的计划，如果儿童先接种一剂灭活疫苗，一个月左右后再接种减毒活疫苗，减毒活疫苗产生的副作用似乎会大大减少。

在美国，政府迅速做出使用麻疹疫苗的承诺，的确，在很短的时间内，该国就发起了一场消灭麻疹的运动。相比之下，在英国，即使是医学界，也没有立即确定是否应该开始大规模接种麻疹疫苗。即使要引入疫苗，也不清楚要使用哪种疫苗，或儿童应在多大年龄接种疫苗。从 1964 年开始，英国医学研究委员会开始了一项实验，研究人员在实验儿童的一只手臂上给孩子们注射了减毒活疫苗（葛兰素史克或惠康生产），而在另一只手臂上，他们首先注射了辉瑞公司生产的灭活疫苗，然后又注射了前面任意一种活疫苗。从抗体水平来看，单剂量组似乎表现得更好。但随后来自美国的报道中显示，一种奇怪的麻疹样疾病（非典型麻疹）在接种了灭活疫苗的儿童中出现。几乎所有人都偏向接种活疫苗，灭活疫苗在美国撤出了市场。在英国，虽然没有发现非典型麻疹病例，但当 1968 年大规模麻疹疫苗接种开始时，还是只使用了国产活疫苗。

虽然没有证据表明减毒麻疹疫苗会恢复毒性，但原则上，灭活疫苗应该更安全。但是根据脊髓灰质炎疫苗的使用经验，极少数脊髓灰质炎病例，就是由疫苗中的病毒恢复毒性而引起的，对此人们记忆犹新。一些病毒学家认为，研制灭活麻疹病毒疫苗的想法放弃得太早了。

斯德哥尔摩的卡罗林斯卡学院教授厄林·诺尔比（Erling Norrby）自 1959 年以来一直致力于麻疹疫苗的研究。他确信，如果病毒以另一种方式灭活，可以避免灭活疫苗的某些无法理解的后果。他没有使用福尔马林，而是改用一种叫作吐温醚的有机溶剂。此外，他们希望复制早些时候曾经取得成功的策略，将灭活麻疹疫苗与已经使用的四价疫苗（DPT -P）结合起来。葛兰素史克和贝林工厂股份公司对灭活麻疹疫苗的研究也在进行中。起初，荷兰研究人员讨论了从这两个公司获得麻疹病毒株的可能性，后来转向瑞典的诺比处获得病株。他们用从瑞典获得的一个菌株生产了一种百白破／脊髓灰质炎／灭活麻疹疫苗，1971 年在荷兰进行了临床实验。然而，不幸的是，这种疫苗提供的保护力急剧下降，毫无用处。荷兰决定终止这项研究，并从默克公司购买病株。

科学家们也研究了风疹疫苗（又称德国麻疹）。1940 年以前，这还不是一种特别严重的疾病。然而，在 1940 年，澳大利亚眼科医生诺曼·格雷格（Norman Gregg）发现，孕妇在妊娠期间感染风疹与新生儿视力缺陷之间存在关联。随后研究证实，如果孕妇在妊娠期间感染风疹，可能会发生自然流产、胎儿中枢神经系统缺陷或其他一系列症状严重和功能衰弱的情况（称为先天性风疹综合征）。20 世纪 60 年代中期，美国暴发了一场非常严重的风疹疫情，公众要求生产风疹疫苗的压力越来越大。许多实验室重新开始使用不同的菌株和不同的减毒方法进行研发。大多数人在猴子或兔子的肾细胞上培养病毒，但是在费城的维斯塔尔研究所，斯坦利·普罗特金（Stanley Plotkin）在一种由流产胎儿制成的培养基中培育出了病毒，这一点颇有争议，许多人出于道德原因提出反对，或出于技术上的原因不同意该方法。但普罗特金认为，该方法将确保病毒不受动物细胞培养基中发现的污染病原体的影响。他开发的疫苗名为 ra27/3，到 20 世纪 60 年代末，尽管美国公司还在犹豫不决，许多欧洲制造商（包括英国的勃罗·韦尔康和法国的梅里厄研究所）都采用了这种疫苗。1970 年，一些风疹疫苗生产开始商业化，由公共部门（在荷兰）生产。

鉴于当时已知的病毒导致胎儿死亡和畸形，医学专家对风疹疫苗的研究价值达成了一致意见。但是要对不同的风疹疫苗进行评估，决定使用哪种疫苗，这一过程特别漫长且复杂。预防风疹需要面对一个特别的问题：风疹疫苗的终极目标是在女性还没有怀孕之前，疫苗就要发挥作用，以在将来保护胎儿免受宫内感染的损害，而由于疫苗提供的免疫力很可能会随时间的流逝而下降，因此女性在怀孕生子时，以前接种疫苗提供的免疫力可能已经下降。所以"时机"这个问题至关重要。尽管研究显示，疫苗之间几乎没有差别，它们提供的免疫力是否随时间发生复杂的变化方面也没有差异，但是

131

人们普遍都支持 ra27 /3 疫苗，认为它们好像能提供更持久的免疫。1978 年，默克公司决定用 ra27 /3 菌株替换他们一直使用的菌株，最终于 1979 年 1 月在美国获得许可。

如今，工业化国家的大多数人都接种过麻疹和风疹疫苗，它们是 MMR 三价疫苗针对的疾病中的两种。尽管最近有人就可能产生的副作用提出了质疑（我们将在稍后讨论），但这种混合疫苗是大多数工业化国家疫苗接种方案的基础之一。

第三种疾病是什么？是不是腮腺炎？

虽然约翰·恩德斯因脊髓灰质炎病毒疫苗的成功而声名鹊起，但他对病毒性疾病的研究实际上是从腮腺炎开始的。腮腺炎最常见的症状是耳下的唾液腺（腮腺）肿胀，但许多感染腮腺炎的人通常没有任何症状。一些病例中出现了并发症，尤其是无菌性脑膜炎（或流行性腮腺炎脑炎），但这些情况很少见，使用新出现的抗生素即可成功治愈。而且尽管人们普遍认为男性感染腮腺炎之后会不育，但事实并非如此。

恩德斯和约瑟夫·斯托克斯（Joseph Stokes）最初未能在细胞培养中培养出这种病毒，后来，他们从受感染的猴子的腮腺中提取乳状液，用福尔马林进行灭活，研制出疫苗。这种实验首先在猴子身上进行，然后在人类志愿者身上进行。1948 年，恩德斯的实验室成功地在鸡胚胎碎片制成的组织培养基中培养出了这种病毒，然后通过胚胎卵子的多次传代，生产出减毒病毒疫苗。在苏联，列宁格勒的斯莫诺丁斯夫（Smorodintsev）也在沿着类似的路线工作。

人们是否需要腮腺炎疫苗？到当时为止，在专业领域，对于已开发的疫苗，很少有人质疑研制的价值。然而，欧洲医学专家普遍认为，尽管感染腮腺炎让人不舒服，但其实并非重病，所以，在 20 世纪六七十年代，尽管美国的医生可能有不同的想法，但英国和欧洲认为并不需要腮腺炎疫苗；在荷兰，公共卫生研究所虽然在脊髓灰质炎和麻疹疫苗开发领域非常活跃，却没有考虑开发腮腺炎疫苗，他们认为没有必要。

还有些人明显看法不同，他们试图利用当地流行的病毒株开发腮腺炎疫苗。由于各个实验室使用的毒株和减毒方案各不相同，制作出来的疫苗也有很大的差异。第一批腮腺炎疫苗出现在 1967 年，列宁格勒流感研究所利用豚鼠肾细胞培养基培育出了列宁格勒 -3 病毒株，随后又通过日本鹌鹑胚胎培养基对其进一步稀释。这种疫苗在苏联和其他地方生产和使用，并一直在国际上得到广泛使用。同年，默克公司的流行性腮腺炎病毒活疫苗在美国获得许可。在莫里斯·希勒曼（Maurice Hilleman）的领导下，默克公司于 1959 年开始研制流行性腮腺炎减毒活疫苗，其目标显然是将其作为多价疫苗的一部分。一种毒株取自希勒曼的女儿，并以她的名字命名为杰里尔·林恩（Jeryl Lynn）。实验表明，该疫苗单剂接种是安全有效的，且没有副作用，免疫力至少能持续几个月。随后许多其他流行性腮腺炎疫苗也出现了，其中广泛使用的包括日本开发的 Urabe 毒株和 L- 萨格勒布（L-Zagreb）。后者是在萨格勒布（现克罗地亚境内）的免疫学研究所通过进一步削弱列宁 -3 病毒株而产生的。L- 萨格勒布在国际上也得到了广泛的应用。

这些流行性腮腺炎疫苗的开发在多大程度上反映了这种疾病带来的负担？这是不是与对腮腺炎造成的健康风险的评估截然不同？或者是否任何可以预防的疾病都应该预防？

几年后，MMR 联合疫苗使这个问题变得多余。研发联合疫苗时，抗原的组合必须经过广泛的实验，就像全新的抗原一样。各种成分可能相互干扰，必须排除任何可能有害的后果。百白破联合疫苗（DPT）已投入使用多年，因此结合抗原在原则上是可行的。荷兰研究人员继续将索尔克脊髓灰质炎疫苗与DPT相结合，以减少儿童需要前往儿童卫生中心接受注射的频率，这种尝试获得了成功。不过默克没有生产DPT，他们对其他可能的组合更感兴趣。默克疫苗开发项目负责人莫里斯·希勒曼认识到，结合抗原可能有许多好处，他从20世纪60年代末开始研究各种组合的抗体反应。在他尝试的组合中，有一种是麻疹、腮腺炎和风疹的组合，默克公司决定生产这种联合疫苗。1971年，MMR疫苗连同三种单独的疫苗一起在美国获得了许可。在竞争对手生产单个疫苗的同时，默克很快成为该国唯一的MMR疫苗国内供应商。从公共卫生的角度来看，联合不同抗原的主要理由是，这样可以简化疫苗接种时间表，提高疫苗的接受率。显然，实现高覆盖率的难度越大，联合多抗原疫苗的益处就越明显。由于低覆盖率长期以来一直是美国关注的问题，联合疫苗在美国具有特别的优势，MMR在20世纪70年代中期开始常规使用，默克公司的商业利益是显而易见的。在西欧，疫苗接种覆盖率较高，采用MMR联合疫苗的时间较晚，原因略有不同。

二十世纪中叶的疫苗工业

生产新的病毒疫苗给科学家和制造商都带来了许多新的

挑战。以前生产细菌疫苗而开发出来的方法，必须从根本上加以调整。有些病原体，例如流感病毒，可以在鸡蛋中生长。其他病原体，特别是脊髓灰质炎病毒，要找到一种合适的培养基使其能够安全培养，需要技术上的重大突破。然而，从组织的角度来看，20世纪20~60年代之间的技术变化相对较小。最初疫苗的研究和开发通常在大学或政府实验室进行，或通过某种形式的合作，在不同类型的机构中进行生产。在20世纪中叶，疫苗的开发和生产仍然由公共机构和私营机构共同进行，它们通常进行简单的合作。因此，脊髓灰质炎和麻疹疫苗，像已经广泛使用的老疫苗（百白破、天花、卡介苗）一样，都是由各种各样的机构生产的。其中一些是历史悠久的制药公司，其创始人的名字一直沿用到20世纪六七十年代：美国的礼来公司（Eli Lilly），英国的勃罗·韦尔康（Burroughs Wellcome）公司，加拿大的康诺特（Connaught），法国的梅里厄研究所（Institut Merieux），意大利的斯克拉沃（Sclavo）。也有几个新成立的公司。例如，成立于20世纪40年代比利时的 Recherche et Industrie Therapeutique（RIT），是索尔克脊髓灰质炎疫苗的早期生产商。

虽然在英国、德国和美国，疫苗几乎完全由这类商业生产商提供，但并非所有地方都是如此。在中欧和东欧的共产主义国家，疫苗供应是国家的责任。在荷兰和斯堪的纳维亚半岛的高福利国家，生产公共卫生服务所需的疫苗也被视为国家责任的一部分。在非洲和亚洲的部分地区，殖民政府或巴斯德研究所或洛克菲勒基金会多年前建立的公共卫生研究所已被新独立国家政府接管。以工业化为重点的政治运动也可能影响事态发展，例如在墨西哥，国家病毒学研究所有能力生产该国所需的所有儿童疫苗并为此感到自豪。在许多国家，如澳大利亚、巴西、中国、印度、南非和土耳其，尽管其政治历程各不相同，其公共部门和私营制造商也都为疫苗生产做出了贡献。

20世纪50年代和60年代，尽管处于冷战时期，在东西方工作的疫苗科学家之间并没有严重的意识形态分歧。在西方，公共部门和私营制造商之间也没有任何严重的意识形态分歧。当然，在欧洲，无论是否盈利，他们的关系通常基于对公共卫生的共同承诺。知识是自由获取和自由交流的。当时，在疫苗开发中很少或几乎没有专利，病毒株或技术的流动也几乎没有受到商业利益的阻碍。乔纳斯·索尔克把自己的病毒株捐给了WHO，并将所有专利权转让给了该组织，他认为在这个领域申请专利是不道德的，他有一句名言："你能给太阳申请专利吗？"汉斯·科恩多年来一直担任荷兰国立疫苗研究所（RIVM）的总干事，负责生产和供应该国的疫苗，在谈及早期与行业的关系，特别是与巴斯德·梅里厄（Pasteur Merieux，现在是赛诺菲–安万特的一部分）的关系时，他说：

> 他们（梅里厄公司）得到了我们所有的技术要领，对此我们并不总是很高兴，但另一方面，我们也得到了大量的技术要领作为回报。例如，我们制造出了狂犬疫苗。我们只花了三分钟进行交换。"你想从我这里得到什么？"老板说："我想要一些脊灰病株，你想要什么？"然后我会说："给我们麻疹病毒株，还有一些这个……一些那个……"很好，这是真正的自由交流。

国家疫苗机构受政治变局的影响，在世界上的一些地方（尽管在欧洲不那么严重），政治变局可能会严重影响疫苗机构的预算和稳定。此外，它基本上不受市场力量的影响，而这对商业制造商来说当然不够理想。如果疫苗获得或失去其商业前景，各公司就会开始投入或放弃该种疫苗的生产，疫苗行业因而得到发展或萎缩。20世纪60年代，新型病毒疫苗的商业前景为该行业带来了新的参与者。例如，在欧洲，法国史克公司（SmithKline French）于1963年收购比利时的RIT公司，以进入疫苗市场。1968年，罗纳–普朗克（Rhône-

Poulenc）接管了 1897 年由巴斯德的助手建立的梅里厄研究所。在美国，由于科学发展前景无量，以及联邦政府在促进疫苗接种方面发挥了更为积极的作用，有执照的生产商的数量有所增加。

然而，事实证明，制药行业的承诺是不确定和不可靠的。

如果疫苗市场吸引力下降，公司还可以将全部精力投入到药品生产中去。在美国，这正是 20 世纪 70 年代发生的事情。从 20 世纪 60 年代中期到 70 年代末，获得许可的疫苗生产商数量下降了一半，甚至连获得许可的疫苗产品数量也下降了。与大多数西方工业化国家一样，美国的疫苗供应几乎完全依赖私营制药公司（用"几乎"这个词，是因为当时马萨诸塞州和密歇根州的公共卫生部门仍然拥有为本州居民生产疫苗的设施），包括脊髓灰质炎疫苗在内的 19 种疫苗，当时只有一家美国生产商进行生产。如果生产商决定停止生产疫苗怎么办？这种事情已有先例。例如，在 20 世纪 70 年代中期，在美国国立卫生研究院（NIH）的支持下，美国礼来公司着手研制一种实验性肺炎球菌疫苗。然后，由于某些商业原因，该公司决定终止几乎所有的疫苗研发和生产活动。疫苗供应系统的脆弱性正成为美国政治关注的问题。负责调查此事的美国国会技术评估办公室（OTA）认为，"美国制药业在研究、开发和生产疫苗方面的承诺以及潜力的明显下降……可能达到了真正令人担忧的水平。"该公司高管告诉OTA，这反映开发疫苗、市场考量以及按照联邦法规要求对每批疫苗进行测试的成本过高，难度太大。随着监管的加强，疫苗比药品更难开发、测试和得到许可。其盈利能力也较低，承担法律责任的风险却要大得多，如果公司出了什么差错，还会造成巨额损失。当他们放弃疫苗研发的时候——他们确实已经放弃——联邦政府不得不介入，以确保疫苗产业的发展，这样，国家的疫苗供应才能得到保障。

然而，从全球的角度来看，这并不够。1966年，WHO致力于在全球根除天花。这一全球一致行动的天花疫苗接种运动（关于这一运动的更多内容将在后面章节陈述）将使用苏联当时正在生产的一种热稳定冻干疫苗。该行动的规模如此之大，要想供应充足，天花流行国家的当地疫苗生产商也必须做出贡献。但国际专家对各国生产商生产的产品的质量表示怀疑，而确保这些国家的产品达到质量标准，这一点十分重要。因此，不仅必须通过技术转让来刺激当地的生产，还必须加强国际质量控制制度。因此，在北美和欧洲疫苗工业开始发生变化的同时，WHO正在协助发展中国家制造商提高疫苗生产的规模和质量。这些努力取得了成果，印度、伊朗、肯尼亚以及部分拉丁美洲国家的当地生产者能够向邻国捐赠天花疫苗。后来，据估计，发展中国家自己的制造商至少生产了他们所需疫苗的80％。

　　在进入20世纪70年代后，WHO就一直致力于鼓励和扩大当地或区域疫苗生产和供应，并向当地生产商转让技术。但也只有少数发展中国家的研究机构（特别是巴西、墨西哥和印度）有能力生产用于抵抗脊髓灰质炎和麻疹的新疫苗。不过，在许多发展中国家，满足该国的疫苗需求——疫苗的自给自足——非常符合20世纪60年代的政治口号和国家领导人的政治抱负。

技术：疫苗的商品化

优先级别的变更

到二十世纪六七十年代，已经研发出来的疫苗挽救了成千上万的生命，尽管如此，这个研发体系并不完善：疫苗研发往往是为了满足医疗保健的需求，而当时，只有大部分工业化国家能够进行疫苗研发且能满足本国需求；而在非常贫困的国家研发疫苗的意义不大，因为这些国家没有购买疫苗的资金。比如，尽管寄生虫病是造成热带国家百姓大量患病和死亡的原因，但没有研发出相应的疫苗，也没有人愿意花费太多精力来研发。

当然，最初为了应对工业化国家的健康问题而开发的一些疫苗，如针对百日咳和麻疹的疫苗，已经使每个人都从中受益。但是20世纪80年代之后呢？医疗保健能够在多大程度上继续"推动"疫苗开发？到目前，哪方面对疫苗的医疗需求最大？如果没有疫苗，能取而代之的是什么？在过去的二三十年中，新的疫苗不断产生并投入使用。这是因为人类现在面临越来越多的传染性病原体的挑战吗？如果不是，那么该如何解释新疫苗的盛行呢？

在20世纪80年代，制定公共卫生政策以及疫苗开发的大环境有了改变。当然，最明显和最戏剧性的变化是柏林墙的倒塌和80年代末苏联解体。不过在此之前，一直也陆陆续续有一些变化。

经济危机造成了全球范围内广泛的毁灭性的后果。一些经济体已经崩溃，如阿根廷。在发展中国家，工资降低、贫困和失业率上升，政府无力为公共福利买单。正是在这个时候，在美国财政部和国务院的影响下，国际援助组织对自由化、放松管制和私有化给出了极端的意识形态上的承诺。这种意识形态的转变对于组织和提供医疗保健的意义是深远而直接的，我们稍后会再回过头来讨论。就疫苗开发而言，这种改变尽管没有产生直接影响，但后果仍然很明显。本章将重点阐述这些后果。

1984 年，颇有影响力的美国医学研究所（Institute of Medicine, IOM）开始进行调查，旨在找出发展中国家最需要的疫苗，主要是那些根据现有知识有可能在十年内开始生产的疫苗。在此之前的几年，轮状病毒已经被分离出来。更早的 1956 年，发现了呼吸道合胞病毒（RSV），该病毒可引起肺炎，尤其会对早产儿的免疫系统造成严重损害。人们在 20 世纪 60 年代制造了福尔马林灭活的 RSV 疫苗，但由于其产生的保护时间过于短暂而被撤回。肺炎链球菌可引起多种疾病，包括肺炎、耳部感染、鼻窦感染、脑膜炎（大脑和脊髓周围的覆盖感染）和菌血症（血流感染）。路易斯·巴斯德分离出了这种细菌。疟疾则更为复杂，它是由某种叫疟原虫的寄生虫引起的，也是在 20 世纪发现的。20 世纪 50 年代，消灭疟疾的各项努力，如通过消灭携带寄生虫的蚊子、沼泽排水、为居民提供蚊帐、用化学品来消灭疟疾，统统都宣告失败。自 20 世纪 40 年代以来，人们一直试图开发疟疾疫苗，但都以失败告终。疟疾疫苗开发之所以如此困难，是因为寄生虫的生命周期十分复杂。

美国医学研究所根据公众健康的需求以及当时的状况，列出了一些待开发的疫苗。这些疫苗不仅有市场需求，而且有希望很快被研发出来。针对肺炎链球菌、疟疾、轮状病毒和志贺菌等起效的疫苗赫然在列，而乙型肝炎和呼吸道合胞病毒疫苗在特定情况下也排在了名单上。但是美国医学研究所委员会发现，他们试图优先研发的疫苗几乎没能吸引制药行业的兴趣。美国医学研究所判断，联邦政府必须介入，才能研制这些疫苗。10年后，《科学》杂志进行的一项调查显示，那些被美国医学研究所排在名单前面的疫苗都没有研发出来，但两种排名较后的疫苗已经问世。值得注意的是，这两种疫苗，即流感嗜血杆菌 b 结合疫苗（Hib）和乙型肝炎疫苗（HBV），在工业化国家也有重要的市场，而其价格远远高于贫穷国家所能负担的水平。

对于那些创新变革的研究人员来说，他们的目的是拯救生命；但贫穷国家最需要的疫苗却缺乏商业价值。因此这就成了人们关注的焦点。《科学》杂志引用了一位著名的寄生虫学家鲁思·努森维格（Ruth Nussenzweig）的话，他说，在20世纪80年代，任何一家制药公司都不可能对此感兴趣："听到'疟疾'这个词，他们就会闻风而逃。"努森维格也批评了相关部门在疫苗领域缺乏协调沟通，并指责美国政府，尤其是曾经大量投资于疟疾研究的国际开发署（USAID）违背其承诺。针对疟疾、肺炎链球菌和轮状病毒的疫苗无疑会带来巨大的社会效益，但制药公司开发新疫苗需要花费数千万美元，他们不相信能够从这个投资中获得足够回报，所以不愿意进行投资。因为没有需求，在北半球富裕的工业化国家里几乎不可能开展大规模的疟疾疫苗接种；贫穷国家需要疫苗，却负担不起购买疫苗的费用。

尽管在寄生虫病疫苗研发方面缺乏资金并不是什么新鲜事，但在 20 世纪 80 年代，公共卫生重点和投资决策都还在不断发展。究竟是什么驱动这一切的发展？毕竟在不久之前情况并不是如此。那时，疫苗开发或多或少地符合公众的健康需求。在机构层面，有公共部门的疫苗研究所，如荷兰的研究所，其研究和开发工作直接反映了国家免疫规划的需要，并致力于将疫苗技术输送到贫穷国家。但到了新世纪的早期，工业化国家几乎没有这样的研究所，卫生优先事项和疫苗开发投资之间的联系已经断裂。两位知识渊博的内部人士注意到了 20 世纪 80 年代后期发生的变化，写道：

公共卫生目标和倡导不会推动商业决策，在商业公司计算、对比投资疫苗与其他产品的相对优势时，疫苗开发就会停滞不

前。最终，决定开发哪些产品的，往往是行业高管，而非公共
卫生官员。

政治经济在发展，科学技术也在发展，两者在确定卫生
优先事项和制定疫苗方面都给各国政府带来了根本性的变化。
基因新技术能够采用全新的方法来生产精确定制的疫苗，以
完成非常精准的工作。掌握了这些新技术的科学家就职于大
学或非营利性研究机构和中心，而不是在制药行业。传统的
疫苗生产商，无论是跨国制药公司还是国家公共卫生机构，
都缺乏基因操作技术方面的专业知识。1980 年，美国国会通
过拜依–多尔法案（Bayh-Dole），推动大学将政府资助的专
利研究结果授权给私营公司，而不是要求他们将这些专利转
让给联邦政府。就这样，大量一直致力于基因技术研究的科
学家从大学转战到了小型的高科技"衍生"公司。正是在这
些小公司里，大型疫苗制造商觊觎的专业知识很快就发挥了
作用。对于白手起家的公司，这些科学家们的专长是这些公
司唯一的资源。公司需要利用这些资源在股票市场上筹集资
金、拓展财富，因而这样的专利研究许可必须得到覆盖面极
广的谨慎保护。

在国际上，这样的小企业，还有那些大型制药公司，他

们赖以生存的知识应当受到更高程度的保护。在 20 世纪 90 年代中期之前，各国的专利法存在重大的差异。一些国家不允许对药品进行专利申请，因为它们对人们的健康至关重要。在 20 世纪 90 年代初举行的国际贸易谈判（所谓的乌拉圭关于减少关税的谈判）上，决定建立一个名为世界贸易组织（WTO）的新组织。在美国代表团的极力倡导下以及欧洲和日本同行的支持下，大家都认为，能够成为这个新组织的成员，就能在国际贸易领域带来许多收益。不过获得成员资格的条件是要修改各自的国家专利法。

1995 年，经过多年谈判，《与贸易有关的知识产权协议》（*TRIPS, or Trade-related Aspects of Intellectual Property Rights*）生效。不过，该协议对于某些问题的限制，例如，对抗逆转录病毒专利药生产的限制，就使得发展中国家发起了抗议活动，他们的抗议得到了一系列非政府组织的支持。几年后，"多哈宣言"阐述了允许规避《与贸易有关的知识产权协议》条款的一些理由，例如在发生突发公共卫生事件时就无需考虑该协议。跨国制药公司对这一修订不满意，他们认为这一修订损害了他们的利益，因此开始寻求其他形式的保护。在他们的游说下，工业化国家（特别是美国）和发展中国家政府之间签订了一系列重要的双边协议，列出了更多、更严格的规定。所有这一切都被称为"附加条款"。

人们写了很多文章来讨论关于该条约的制定、引发的抗议、随后的修订以及对当地生产的仿制药供应的影响等。对于疫苗来说，关键点就在于此。新疫苗生产所依据的知识正在"私有化"，变成私人"知识产权"。开发宝贵的药物和疫苗需要花费大量资金，这种新的安排旨在使"知识产权"在本地和国际上得到很好的保护。这听起来非常合情合理。

在这种新的知识产权制度下，第一种使用新技术开发的疫苗，为那些负担得起的人提供了预防乙型肝炎的新型保护手段。

新工具和新背景：乙型肝炎

肝炎是一种肝脏的感染性疾病，其症状自古以来就已为人们所知。这种疾病的症状可能会自行消退，或多年后可能导致肝硬化或肝癌。在 19 世纪，医生开始怀疑肝炎可能有不止一种类型。不过直到 20 世纪 60 年代，肝炎的通用名称为"传染性肝炎"，也就是现在所说的甲型病毒性肝炎（简称甲型肝炎），它通过粪–口途径传播。例如，当感染者在上完厕所后，没有彻底清洁双手就直接接触食物时，病毒就会传播。甲型肝炎是最常见的肝炎类型，尽管它具有高度传染性，但很少会产生长期的严重后果。另一种有类似症状的肝炎与血液有关，传播方式明显不同。这种"另类"肝炎（B型）被称为"血清性肝炎"，因为它的传播形式主要是接受输血，或者与受污染的针头或血液接触［丙型病毒性肝炎（简称丙型肝炎）的特征在1989年得到确定，其后还发现有另外四种形式的肝炎。但甲型肝炎和乙型病毒性肝炎（简称乙型肝炎）是最常见的］。研究者通过有意感染被收容的智力障碍儿童，明确了甲型肝炎和乙型肝炎之间的差异。后来人们逐渐发现，乙型肝炎不仅通过血液传播，还通过性接触传播，也可发生母婴传播，甚至家庭中的随意接触也可传播乙型肝炎。

1964年，美国遗传学家巴鲁克·布隆伯格（Baruch Blumberg）工作中的一项近乎偶然的发现，使人们对肝炎的认识有了很大突破。布隆伯格利用来自世界各地的血样，来研究不同疾病的易感性。在研究中，他在澳大利亚土著人的血液中发现了一种有趣的蛋白质。布隆伯格和阿尔弗雷德·普林斯（Alfred Prince）在纽约血液中心对此进行了后续研究，发现这是乙型肝炎病毒的抗原（一种表面蛋白）。后来，伦敦米德尔塞克斯医院的D.S.丹恩（D. S. Dane）发现了完整的病毒，这与其他已知的病毒家族完全不同。多亏了这些发现，人们才有可能用血清学检测这种抗原的存在，这是人类历史上首次能够检查人是否患有乙型肝炎，或者血液供应是否被病毒污染。布隆伯格因这项工作获得了 1976 年的诺贝尔奖。

当时没人能想到，全球范围内，其实有很大一部分人携带乙肝病毒（尽管并非所有人都患上肝炎）。特别是在亚洲和南部非洲国家，10% 甚至 20% 的人口是病毒携带者。在美国，携带率要低得多，但发现了某些高危人群，包括输血者（尤其是血友病患者）、接触血液的医护人员（如外科医生、护士和牙医）、性工作者和有多个伴侣的同性恋者。20 世纪70 年代，乙型肝炎在同性恋群体中猖獗，驻扎在东南亚等地区的士兵也是一个高危群体，在这些地区，士兵的临时性伴侣很可能是乙肝病毒携带者。

不过当时乙型肝炎几乎没能引起公众的注意。当乙型肝炎检测技术已经可行时，没有人要求进行普遍的检测。历史学家威廉·穆拉斯金（William Muraskin）认为，这有可能因为医生本身就是一个高风险群体的缘故。此后，布隆伯格和他的同事欧文·米尔曼（Irving Millman）继续努力，研发了一种乙肝疫苗，这种疫苗是经过热处理的病毒，并于 1969 年获得专利。穆拉斯金广泛采访了一些主要的支持者，他写道：
"布隆伯格希望一家大型制药公司能进一步开发该产品。"
虽然默克对此很感兴趣，但该公司坚持要一个独家许可证，
这不可能。然后国家卫生研究院资助了布隆伯格的工作，并
规定禁止颁发独家许可证，于是默克公司退出。不过，在20
世纪70年代中期，默克公司获得了美国以外市场的独家许可，
并在此基础上继续进行生产销售。

因为乙肝病毒在细胞培养液中不会生长，所以不能用制
造脊髓灰质炎和麻疹疫苗同样的方式来生产乙型肝炎疫苗。
默克公司需要从志愿者携带者的血浆中获取抗原（HBsAg）。
由于这种抗原会刺激机体产生对病毒的抗体，因此是疫苗生
产的基础环节。但是在此之前，生产者必须对其进行纯化并
非常小心地灭活。此时，首要问题是要获得足够的抗原。在
这一点上，默克公司与纽约大学医学院儿科教授索尔·克鲁
格曼（Saul Krugman）开展的合作至关重要。克鲁格曼多年来
一直在研究肝炎。1975年，默克公司做好了准备，决定采用
人类志愿者进行实验。随后，他们与纽约血液中心合作设计
了一项安慰剂对照实验，并在该市的男同性恋人群中进行。
1980年，他们得出的结果获得了充分肯定。1981年11月，
默克公司的乙型肝炎疫苗（Heptavax-B）在美国获准销售，

以 100 美元完成 3 次注射的价格投放市场，价格之高，远远超出了许多乙型肝炎病毒感染广泛的国家的承受能力，而这些国家的需求远远超过美国。公共卫生界对这个价格感到震惊。尽管众所周知，在研发、制备乙型肝炎疫苗时采用了高科技，疫苗会很昂贵，但许多人认为这个价格完全不合理。

各国的血库 / 血液中心有血浆供给，并且有处理血浆的专业知识，与大多数制药公司不同的是，他们的目的并不是从开发疫苗中获得尽可能多的利润。纽约的血液中心和荷兰的输血服务实验室也在研发人们负担得起的疫苗。

在纽约，阿尔弗雷德·普林斯（Alfred Prince）正在着手完善一项技术，目的是生产一种非常便宜的疫苗（他预计为每针 1 美元，而不是默克公司的 33 美元），而且至关重要的是，这种技术可以输送给那些需求最大的国家，并进行本地生产。普林斯成功了，他的热灭活过程能够使用较少的昂贵原料（血浆），生产出同样有效的疫苗。经过美韩两国协商、调解，普林斯与三星旗下的韩国切尔（Cheil）糖业公司达成了生产协议。这项协议也得到了时任 CDC 肝炎科主任、本领域专家詹姆斯·梅纳德（James Maynard）的大力支持。梅纳德与普林斯共同承诺，可通过转让技术来生产出人们负担得起的疫苗。但正如穆拉斯金所说，普林斯和切尔糖业之间出现了分歧。该公司行动过于犹豫，缺乏在韩国以外的市场战略。他对科研人员精心设计的临床实验也没有太多的理解，因此没有得出令人信服的数据。当疫苗最终生产出来后，该公司计划以每剂 5~8 美元的价格出售。虽然这个价格远低于默克公司的价格，但也远高于普林斯所设想的 1 美元。不过他们之间的分歧最终得到了解决，1982 年，该疫苗投放市场。

在荷兰，尽管输血服务实验室（CLB）可以获得大量的血浆，但他们没有疫苗研究的经验。而国家公共卫生研究所（RIV）拥有大量疫苗研究的经验，并且他们预计，国家是需要乙型肝炎疫苗的。20 世纪 70 年代中期，这两个机构开始合作，在纽约血液中心的帮助下，他们开发出了一种可以在志愿者身上进行实验的疫苗。20 世纪 70 年代末，在阿姆斯特丹建立了一个男性同性恋志愿者协会来进行人体实验。后来，他们与泰国红十字会合作，在泰国进行了一次实验，发现疫苗发挥了作用。虽然需要注射 4 针，而不是默克公司的乙型肝炎疫苗（Heptavax）所推荐的 3 针，但最终结果显示，两者疗效几乎一致。这些用血浆制备的乙型肝炎疫苗，以及由韩国绿十字会和巴斯德研究所的商业部门开发的其他疫苗，都于 20 世纪 80 年代初陆续推出。

第四章　技术：疫苗的商品化

几年后，艾滋病疫情在美国暴发。男同性恋者患乙型肝炎和 HIV 感染的风险极高，而他们也常常参加献血。因此，人们担心用血浆制备的疫苗会不会被 HIV 感染。但是在 1985 年前，尚无法检测出疫苗原料中是否有 HIV，因此人们都觉得疫苗可能不安全，并深感焦虑。后来才知道 HIV 在灭活过程中就已经被杀死，但是在当时，这种焦虑不断蔓延。在讨论疫苗必须满足的安全标准方面，一些因素，如公众焦虑等都发挥了重要作用。所以，疫苗生产的安全标准在最初时设定极高，以至于像韩国绿十字会、荷兰血液实验室和纽约血液中心这样的公共部门机构也无法达到。很难说这种高标准在多大程度上反映了公众的焦虑，也很难说这在多大程度上是由于大型制药公司特意设置障碍，夸大危险性，从而迫使规模较小的公司退出（这是一些人的观点）。

与此同时，人们开始研究一种不同类型的、不需要使用血浆的乙肝疫苗。当时人们提出了许多不同的想法，例如：“如果每个人都接种了疫苗，那么以后将从谁那里收集血浆？”或者“在世界上的某些地方，其实很难收集血浆”，但争论最多的还是安全问题。弗里曼和罗宾斯于 1991 年写道：

一家韩国制造商在加勒比海泛美卫生组织（pan-american

155

health organization）的支持下，为一项临床实验提供了一种血浆衍生的疫苗，每剂约 1 美元。基因工程疫苗制造商指控韩国疫苗的安全性没有得到证实，最后成功地迫使这项实验下线。

这种新疫苗究竟是什么？它其实是一种由病毒外壳上的蛋白质组成的疫苗，不仅可以刺激免疫反应，而且不含任何遗传物质，因此不具有致病的风险。新的"基因工程"提出的想法是，这样一种蛋白质可以在不使用感染血浆的情况下生产出来。如果编码保护蛋白的病毒 DNA 片段可以被切割并拼接到合适的底物中，那么底物（例如细菌细胞）的增殖也会产生出这种蛋白。

20 世纪 80 年代初，基于这些"重组"技术开发创新产品的尝试如火如荼。这样的开发并不是由默克或史克（Smithkline）这样的大型制药公司发起的，而是在一些大学和新的生物技术公司，如美国的基因泰克公司（Genentech）、凯龙（Chiron）和基因系统（Genetic Systems）等公司进行，这些公司由创业科学家建立，并且积极申请了专利。

此后，史克公司和默克公司都决定研发重组乙型肝炎疫苗，默克公司很快与凯龙公司及两家大学实验室签署了合作协议。而这次，他们应用的原理是将病毒表面抗原的 DNA 编码片段插入酵母细胞，以此使酵母在自身复制中产生所需的抗原。到 20 世纪 80 年代中期，他们生产出了重组疫苗。生产过程包括发酵酵母和破坏酵母细胞来释放抗原，然后用甲醛分离、纯化和灭活。最后，它被吸附到佐剂氢氧化铝上，并通过添加一种有机汞化合物——硫柳汞来进行保存。

1986 年，默克公司的 Recombivax HB 疫苗在美国获得许可，同年史克公司的 Engerix B 疫苗在比利时获得许可。这两种产品是第一批采用重组 DNA 方法生产的疫苗。商业历史学家路易斯·加兰博斯（Louis Galambos）在谈到默克公司的疫苗工作史时指出，当时史克（SKB）公司的疫苗为 3 针剂量，价格为 149.20 美元，低于默克公司的 170.51 美元（同样是 3 针剂量）。目前来看，虽然很明显这些疫苗比原来的血浆制备疫苗（更不用说韩国人的几美元一针的疫苗）要昂贵得多，但依旧赢得了市场。毕竟，竞争不仅基于价格，还基于效力。

默克和史克两大公司的疫苗是唯一获准在美国使用的两种乙型肝炎疫苗，儿童注射 3 针疫苗花费为 75~165 美元，成人价格更高。但全球市场情况不同，因为迄今为止，乙型肝炎疾病负担最重的是亚洲。在印度，预计有 4% 的人口是乙

157

型肝炎病毒携带者，每年有 10 万人死于乙型肝炎病毒感染，所以他们自 20 世纪 80 年代初开始生产血浆疫苗。然而，与其他地方一样，人们也对血浆疫苗的安全性和可持续性产生了担忧。在印度新兴的生物技术公司中，至少有一家山沙生物技术公司（Shantha Biotechnics）开始尝试开发一种负担得起的重组疫苗。1997 年，他们的国产疫苗山沙乙型肝炎疫苗（shanvac-b）以每剂 1 美元的价格上市，结果在第二年就售出了 2200 万剂。2009 年，欧洲跨国公司赛诺菲–安万特集团（Sanofi-Aventis）控股了山沙公司。

新的格局

在里根和撒切尔时代，世界意识形态领域发生了重大转变，自由市场思想浪潮蓬勃兴起，这对疫苗的开发和生产产生了重大影响。在这种思潮之下，从事疫苗生产的公共部门的运作和合法性遭到质疑。有人发表文章，强调了它们的不足之处：来自政府的干预、管理结构不充分、设施陈旧、存在劣质疫苗风险、缺乏独立的监管和控制，并指出它们已经过时。有趣的是，他们提出的论点与美国制药公司在 70 年前对白喉血清生产部门的质疑如出一辙。因此，许多政府改变了看法，想要简化政府功能，所以也认为生产疫苗不是他们应该做的事情。意识形态的转变，加上经济原因，导致到公共疫苗生产机构关停或私营化，20 世纪 90 年代，澳大利亚和瑞典迈出了第一步。

在美国，硕果仅存的公有化疫苗生产机构，即密歇根州的公共部门疫苗生产商，也于 1996 年被出售。这个机构当时亏损数百万美元，《纽约时报》形容其为"摇摇欲坠"，因此最初并无人投标。但是，该机构又是美国唯一获得许可的炭疽疫苗生产商，所以后来当人们担心生物恐怖袭击，因而产生对炭疽疫苗的需求时，又有私营企业对此产生了兴趣，最终，该机构于 1998 年找到了买主。

也是出于意识形态和经济方面的考虑，荷兰疫苗研究所于 2013 年出售给了印度血清研究所（一家私人公司）；2016 年，地位卓然的丹麦研究院，则被一家马来西亚公司收购。在本书写作之际，克罗地亚政府正努力寻找买家来收购该国的萨格勒布研究所。

在美国，新的疫苗生产方法出现了，新的立法也致力于促进政府资助向私营研究机构转移，这两个因素使得制药行业对疫苗生产重新产生兴趣。当然，同时也存在很多其他因素。

改变人类的疫苗

人们普遍关注百日咳疫苗的副作用，对制造商索赔的法律诉讼案件激增，因此，美国的许多制造商也在考虑退出疫苗业务。1986 年，为了应对疫苗行业日益衰落的政治影响，美国国会通过了一项立法，建立了一个全国儿童疫苗损害赔偿计划，以此来规范、限制制造商的责任。除此之外，他们还建立了一个公共基金，用于支付可能的赔偿要求。制药公司又慢慢放下心来，开始重新考虑他们之前的疫苗生产的业务。

正如默克公司与凯龙联合开发重组乙肝疫苗协议那样，他们向那些拥有他们所缺乏的技术（和专利）的新兴生物技术公司抛出橄榄枝。除了进入国际市场外，获得专利已成为疫苗领域并购中最重要的因素之一。辉瑞公司（全球最大的制药公司）跃跃欲试想要重新进入疫苗市场，于是在 2009 年以 6800 万美元收购惠氏制药，以此作为在疫苗市场分一杯羹的契机（惠氏于 1994 年接管了立达公司）。

测试新疫苗的成本一直在上升，其中包括组织各种实验以及整理安全性和有效性数据，这都是越来越严格的监管制度所要求的。因此，如今，向市场投放一种新疫苗，经费动辄以数亿（美元、欧元或英镑）计。在 20 世纪 80 年代，经常有人指出只有私营部门才有必要的资源；此外，这一行业正在应对新的经济环境，以此来保证股东投资回报的最大化。商业疫苗生产商不愿像 10 年前那样与公共部门的人合作。科学知识正在私有化，作为潜在利润的来源，现在被重新命名为"知识产权"。公共部门生产者不能得到许可使用这种新技术，就无法生产公共卫生当局要求的新疫苗。

政策顾问们开始提出意见，他们认为必须找到方法来诱导商业制药行业致力于开发公共卫生系统所需的疫苗。有人提出一个建议，就是通过建立伙伴关系，将公司与公共卫生领域的机构联系起来，以便能够使卫生部门的期望与商业公司的发展方向之间匹配。20 世纪 70 年代，这种被视为理所当然的关系成了问题的关键所在，为世界提供了一个关键的制度结构——公私合作。克雷格·惠勒（Craig Wheeler）和塞思·伯克利（Seth Berkeley）在 2001 年发表的文章中说：

公私合作伙伴关系存在于实现公平、改善待遇所必需的各种组织的关系中。与成功的风险投资公司一样，合作伙伴关系必须有效地协调这些组织内部和跨组织的资源。

政府在开发工作方面的合作，能够有效激发制药行业的兴趣，使他们愿意研发贫穷国家所需的疫苗。如果公司不确定他们能否收回所需的巨额投资，政府可以为他们提供担保。这个想法也通过一个名为"先期市场承诺（AMC）"的计划得到了跟进，而且作为一种创新的政策机制，得到了广泛推广。此前，在证明索尔克脊髓灰质炎疫苗安全有效之前，婴儿麻痹症国家基金会（National Foundation for Infantile Paralysis）就成功地用类似的方法说服了疫苗生产商来生产该疫苗。如果新疫苗成功开发，先期市场承诺就会通过人为手段来创造市场。这种模式下，除了有对制造商的担保，还有对贫穷国家原始低价的担保，这些就能构成大部分市场。如果没人成功地生产出符合预定标准的疫苗，那么就不会有公共资金投入。

2009 年，比尔和梅林达盖茨基金会和五个捐助国政府承诺共同资助 15 亿美元，"先期市场承诺（AMC）"试点开始启动，其目的是确保并加速开发一种肺炎球菌疫苗。这种疫苗与较老的肺炎链球菌疫苗不同，对儿童有效，并且（在额外补贴的帮助下）可以推广到贫穷国家。该计划要求制造商保证每年以每剂 3.50 美元的固定价格提供一定数量的疫苗，为期 10 年，这期间每剂得到补贴，达到 7 美元 1 剂，直到所有的钱都用完。葛兰素史克和辉瑞公司根据该计划签订了合同，并于 2010 年提供了第一批新的"结合"疫苗，定价远远低于他们向工业化国家销售疫苗的价格。（"结合"疫苗是指一块芽孢杆菌附着在另一种无害的有机体上，以激发更好的免疫反应。）因此，从某种意义上说，这项计划是成功的，尽管批评者说，既然疫苗已经研制出来，厂家无论如何都会生产，所以 3.50 美元的价格仍然太高。不过该计划的另一个目标，即鼓励制造商之间的竞争，并鼓励来自南半球的制造商参与，肯定未能实现。

新型传染病：恐惧时代的新概念

新千年开始之际，美国医学研究所（IOM）列出的一些优先疫苗已经开发出来，其中就有乙肝疫苗，尽管乙肝疫苗只排在第二顺位；优先程度更高的针对轮状病毒的疫苗也已经研发出来。然而，还有很多没有结果，其中包括疟疾疫苗。

从 20 世纪 90 年代开始，大量资金流入疟疾相关的研究，其中大部分来自美国政府，以及比尔和梅林达盖茨基金会。这些资金的流入缓慢而稳定。由于疟原虫发育的每个阶段（分别为孢子、红细胞外分裂、裂殖子等）都有不同的抗原，因此生产疟疾疫苗也会面临相应的问题，这意味着一种针对某一阶段疟原虫的候选疫苗可能不会对另一阶段起作用。更重要的是，感染人类的疟原虫不同于攻击其他物种的疟原虫，因此没有方便的动物模型来测试候选疫苗。而且它们的性质还因地而异。对某个地区的菌株产生的免疫力，在接触到其他区域的菌株时，很可能完全起不到保护作用。

尽管如此，由于新的疫苗供资、实验和购买机制，这中间蕴含的商业利益还是如熊熊烈火般燃烧起来。据说现在有 20 多个候选疟疾疫苗在临床开发中，葛兰素史克（Glaxo Smithkline）公司专攻疫苗的 RTS 研究所已经在进行大规模的（第三阶段）临床实验。这是迄今为止首个取得如此进展的疟疾候选疫苗。

然而，与此同时（回想一下之前所说的，数量众多的新疫苗的研发是否反映了人类面临新的威胁），在美国医学研究所撰写报告时，一个全新的威胁正变得越来越可怕。从 1981 年起，人们开始谈论这种疾病，后来它被称为获得性免疫缺陷综合征或艾滋病（AIDS）。每次，随着人们逐渐了解一种新型疾病的性质、范围和严重程度，就会加快步伐试图发现致病因素。这种威胁对男同性恋者的威胁特别大，其原因，现在仍然是众说纷纭。此外，艾滋病死亡一般不是由病毒直接引起的，而是由免疫系统严重削弱引起的肺炎等其他疾病引起的。

1983 年，巴黎巴斯德研究所的卢克·蒙塔尼（Luc Montagnier）领导的一个研究小组确认，HIV 属于最近发现的逆转录病毒家族的一员。这些病毒由 RNA 而不是 DNA 组成，复制过程与其他病毒不同。蒙塔尼所发现的病毒，现在被称为人类免疫缺陷病毒-1（HIV-1），很可能是从一些在猴子物种中常见的病毒进化而来。与蒙塔尼同时，美国国家癌症研究所的罗伯特·盖洛（Robert Gallo）也开展了研究。随后，对 HIV 疫苗的研究应运而生。1984 年，美国政府代表以目前看来难以置信的无比自信的态度宣布，疫苗应在两三年内可供实验！其时还不能确定 HIV 疫苗是一种减毒还是灭活疫苗。法国人对此则不那么乐观，认为这需要更长的时间。1986 年，当美国医学研究所《关于疫苗优先事项的报告》发表时，首次 HIV 疫苗实验才刚刚开始。没有人能预料到这是多么狡猾的一种病毒，它能够隐藏在体内，攻击免疫系统，且具有极快的自我复制和变异能力，该如何战胜它，人们仍然一无所知。

科学界暴发了关于如何最好地制备 HIV 疫苗的激烈讨论。一些在疫苗开发方面有长期经验的资深人士，包括乔纳斯·索尔克（Jonas Salk）认为，"经典"的灭活过程为制备疫苗提供了最简单的途径。斯坦利·普洛特金（Stanley Plotkin）则主张使用减毒疫苗，但大多数人认为这太冒险了。

万一这个减毒的病毒恢复毒性，那该怎么办？

然而，这些方法对许多积极进取的新加入者来说，并没有什么吸引力，他们的专长是基因工程。凯龙、基因科泰、微基希思（Microgenesys）、Oncogen、Repligen 以及其他生物技术公司很快都加入了 HIV 疫苗探索之路，他们都知道，利用基因工程并不等同于疫苗开发。传统的制造商对 HIV 疫苗是否能够制备成功，或者市场如何，都持怀疑态度。并且，他们还对涉及的潜在责任问题表示担忧。他们更愿意投入资源去开发抗逆转录病毒药物，而让生物技术公司尝试将编码 HIV 病毒表面蛋白的基因拼接到合适的底物中。

到 20 世纪 80 年代末，许多基因工程候选疫苗都进入了实验过程——不仅在动物身上，而且在一到两例人体志愿者身上也在实验（尽管有人斥责这样的实验为时过早且不负责任）。到 1990 年，仅在美国就有 20 多个 HIV 疫苗开发项目，其中只有两个项目专注于灭活病毒疫苗。此时，艾滋病致死的人数持续上升，但疫苗的研究进展缓慢，而这种情况，不仅仅因为科学研究本身已遭遇巨大的困难。小型生物技术公司不仅缺乏资源，也无法进行大规模临床实验。有一些人选择放弃，而支持全细胞灭活疫苗的狂热者和基因工程师之间的矛盾一直持续到 90 年代。1997 年，克林顿总统承诺在 10 年内开发出一种 HIV 疫苗。许多著名科学家再次认为这是鲁莽的行为，并且怀疑最终结果会大相径庭。

很早以前，人们就提出了一个基本问题，即疫苗能够为人类做什么。一种疫苗，即使不能真正防止病毒感染，只要能减缓疾病进程，或者能降低病毒载量（也就是"CD4 计数"），都应该算作是有价值的。但随着富裕国家开始向受感染者提供抗逆转录病毒药物，如何才能将疫苗的效果与已经使用的药物区分开来呢？疫苗实验是否应该在贫穷的国家进行，因为那里，大多数 HIV 感染者买不起昂贵的新型抗逆转录病毒药物？显然，在伦理上这样做是有问题的，因为即使实验成功并研制出疫苗，实验参与者也可能买不起疫苗。而且不同地方传播的 HIV 毒株是不同的。

VaxGen 公司在 2003 年完成的实验中，对北美和泰国军队使用了略有不同的疫苗，虽然制作疫苗的原理一致。但是这个实验并未成功。研究人员转移了关注点，之后又做了四项实验。到底哪种疫苗能有效果，人们的看法各不相同，甚至有人怀疑可能根本研发不出合格的疫苗。但不可否认的是，一种被证实有效、能够提供有效保护的疫苗，仍有望在未来几年内研发成功。

尽管有了昂贵的抗逆转录病毒，买得起药物的患者不再在死刑的威胁下生活，但是HIV还是造成了许多人死亡。显然，HIV流行的最严重的后果，是对个人生活、家庭和社区，甚至对整个经济体，特别是非洲造成了巨大的损害。HIV感染者也特别容易感染结核病，所以肺结核与HIV的传播并行，再次卷土重来，也夺走了数百万人的生命。这迫使人们寻找一种更好的新结核病疫苗。此外，除了生活上的影响，艾滋病也直接和间接地影响了人们对传染病的认知。在疫情早期，人们持有乐观主义，相信人类完全可以很快控制一种传染病，并将它彻底消灭，但是现在，这种乐观主义逐渐淡化，人们更多的是像影片《传染病》中描述的那样，普遍感觉受到了威胁。

2014—2015年，如果西方媒体的报道靠谱的话，当时世界上最大的健康威胁是埃博拉病毒。每天，各种报纸的报道均指出，埃博拉病毒感染人数越来越多，死亡人数也在急剧飙升。埃博拉的感染者主要来自西非的3个极度贫困的国家，不过从非洲返回欧洲或美国的医疗工作者也很有可能成为埃博拉疑似病例。这种流行病以前就出现过，首次发现是在 1976 年，当时它在非洲暴发，被称为埃博拉出血热，地点是刚果民主共和国埃博拉河附近的一个村庄。现在人们认为，果蝠是病毒的主要自然宿主，它通过人类与在森林中患病或死亡的受感染动物（如黑猩猩、大猩猩、果蝠、猴子、森林羚羊和豪猪）的血液、分泌物、器官或其他体液的密切接触而传给人类。目前已知该病毒对于至少 60% 的人类来说是致命的，而且可以通过直接接触受感染者的血液或其他体液，或通过接触受到污染的床上用品或衣物，在人与人之间传播。

20 世纪 70 年代，这种疾病很少引起人们的注意。然而，随着新埃博拉疫情的暴发，人们不顾一切地急于生产疫苗。人们迅速组织了研发埃博拉疫苗的工作，表明了卫生优先事项正在通过复杂的安排，转化为研究和开发项目。2015 年夏天，科研人员宣布，名为 Rvsv-zebov 的埃博拉疫苗在第三阶段临床实验的结果为良好。该实验由 WHO 资助，在几内亚进行，得到了威康基金会、英国国际发展部、挪威外交部、加拿大政府和无国界医生基金会的支持。实验设计由来自加拿大、法国、几内亚、挪威、瑞士、英国、美国和 WHO 的专家组完成。这种疫苗最后由加拿大公共卫生署的科学家制备，后来授权给美国的一家小制药公司纽林基因公司（Newlink Genetics）生产。2014 年 11 月，默克公司和纽林基因公司签订了一项独家全球许可协议，其中默克公司负责研究、开发、制造和分销这种正在接受调查的疫苗。与此同时，葛兰素史克公司也在与美国国家过敏和传染病研究所（National Institute of Allergy and Infectious Diseases）合作开发一种替代疫苗，而中国和俄罗斯的研究人员同时也在研究埃博拉病毒疫苗。

到 2016 年初，埃博拉疫情已经基本得到控制，但超过 11 000 人因该病丧生，其中包括数百名非洲卫生专业人员。正如《经济学人》的一篇文章指出的那样，在受影响国家，埃博拉病毒造成了严重的后果，其最主要的原因在于卫生系统不健全。该文指出，美国每 10 万人有 245 名医生，而受影响最严重的国家之一的几内亚，每 10 万人却只有 10 名医生。专业卫生人员最有可能死于疾病，这又增加了医疗服务供应的不足。

艾滋病和埃博拉病毒是经常受到国际公共卫生前沿讨论的疾病，认为它们都属于新出现的传染病（现称为 EID）。自 20 世纪 90 年代以来，随着这些新发疾病的发病率的不断增高，我们受到了一系列新威胁的警告，其中一些是已知的，另一些仍然潜伏着，充满未知和神秘。2002—2003 年，SARS 突如其来地暴发，完全出乎人们意料（始于中国南部，随后蔓延到 37 个国家，造成近 800 人死亡）。这似乎是一个很好的新型传染病的例子，而且证明了在应对新型传染病方面，全球合作是有效的。人们认为，大多数新的疾病像艾滋病一样，是病毒从正常的动物宿主（通常是蝙蝠）身上跨越物种屏障并变异而产生的。EID 这样的术语，将生物恐怖袭击的威胁以及以往通过动物进行传播的病毒以更致命的形式出现的疾病集中在一起，具有政治意义。它引起了媒体和政治家的注意。

因此，人们将传染病控制列入卫生和发展议程，并确保相关资金得到保障。尽管整个世界在病毒学和分子生物学方面取得了巨大的进步，尽管有了各种需要的新疫苗，但在面对威胁人类健康的新威胁时，人们并没有感到比以前更安全。

20 世纪 90 年代初的一些出版物，如美国医学研究所发表的《新出现的感染：美国微生物对健康的威胁》和劳里·加勒特（Laurie Garrett）的畅销书《即将到来的瘟疫》，促进了这一概念的广泛传播。全球化使我们相互依赖，人们再也不可能通过在国界实施检疫来保护一个国家的人口。在许多国家，传染病流动的程度加深、速度加快，再加上有时候国内疾病监测不力（有时政府不愿承认疫情暴发），使传染病的控制几乎成为国际议程的最重要事项。现在，对传染病的控制十分重要，因此，不能仅仅依靠各国卫生部长、传染病控制部或"全球卫生治理部"来处理，而对传染病的监管，已经成为刚需。人们越来越牢固地树立了风险意识和风险规避意识，基本上已经开始接受这样一种观点：在面对多重威胁时，无论这种威胁是否是人为的，为了保护自身安全，即使是增加侵入式的监视，也合情合理。作为公民，作为旅行者，我们在机场都看到有身体扫描仪，但是我们一般不怎么理会其目的：是搜查可疑物体（检查旅客是否有恶意企图），还是量体温（检查旅客是否感染传染病）？

西方媒体似乎每年都会发现一种新的流行病。2015 年，埃博拉病毒引起了媒体的关注，然后是加勒比地区的切昆贡亚热，2016 年是拉丁美洲的寨卡病毒。毫无疑问，这些疾病会导致死亡和痛苦，或者会证明世界上存在无数的病毒，它们可能会从动物宿主身上转移而感染人类。我们关注的是西方媒体和相关机构从远方人民的苦难中吸取的教训，以及我们自身的恐惧是如何蔓延的。我们对非洲、亚洲或拉丁美洲的穷人易受感染的环境条件，包括缺乏纯净的饮用水、掺假的食品、匮乏或无法获得的卫生服务等，究竟了解多少？我们始终等待着有疫苗能解决这一问题。好像只要有疫苗就可以解决任何问题！我们很少听到有关疫苗开发成本的消息，也不了解如何将其交付给最需要它的人。当然，我们这些生活在相对富裕的工业化国家的人也会受到新出现的疾病的威胁。但是，这种威胁的严重程度并不能让我们充分了解到，是什么在刺激或维持对新疫苗的需求，我们对此并不了解。

变异性流感

如今，成千上万的人被建议每年都接种流感疫苗，也有一些群体被确定为易感人群，他们特别容易感染流感并引发严重病情，因而得到了特别关注。许多国家为这些风险群体提供免费疫苗接种，其中包括儿童和65岁以上的老人。过去几年间，一些国家追随美国的脚步，将孕妇也列入了建议接种流感疫苗的高危人群名单。事实上，自2010年以来，美国CDC已开始建议年龄在6月龄以上的人每年都接种流感疫苗。显然，这与只在生命早期注射一到两次的大多数疫苗截然不同。

这是怎么回事？为什么流感疫苗只能保护我们一年？为什么我们有时会受到特别严重的流感疫情的警告，需要采取特别的预防措施？

改变人类的疫苗

正如我们在上一章所看到的，到 20 世纪 40 年代末，人们已经知道流感病毒会变异。随后，为了保持有效性，疫苗必须根据致病（亚）菌株进行调整。1950 年，WHO 建立了一个专门的公共卫生实验室的国际网络，现在称为全球流感监测和反应系统（GISRS）。自 20 世纪 70 年代以来，该网络的一项职责就是每年收集流行性感冒病毒的样本，并确定哪些病毒风险最大，然后将疫苗候选菌株输送给疫苗生产商，以生产季节性流感疫苗。以前，这些生产商都位于工业化国家，但是最近发展中国家的疫苗制造商提出了抗议，因为他们也想从中分一杯羹。在一个年度中，从病毒菌株送到生产商手上，到季节性流感的暴发之间，通常没有很长时间。可能只有几个月，人们就会需要疫苗用于接种了。

与 20 世纪 40 年代第一批流感疫苗刚刚研制出来的时候相比，今天人们对这种病毒了解得更多。众所周知，甲型流感（不包括乙型或丙型流感）除了能感染人类外，还能感染其他动物，特别是家禽和其他鸟类、猪、狗和马。这 3 种类型流感的致病原来自包含在外壳中的遗传物质片段，而外壳由两种表面蛋白质，即血凝素（H）和神经氨酸酶（N）组成。这些蛋白质相关的基因不断变异，因此病毒的外表也会发生变化，以前能抵抗感染的抗体就不能再发挥作用了。这种所谓的"抗原漂移"只是使它变得如此棘手的部分原因。另一个原因是，由于人类与受感染动物的密切接触，当影响另一物种（如猪或鸟）的A型菌株跳过物种屏障进行传播时，就会发生更多基本的突变（称为"抗原转移"）。当然这并不经常发生。还有一个危险因素是，禽流感或猪流感病毒与另一物种的流感病毒交换遗传物质，从而产生一种新的流感病毒，它具有不同的H和N外壳，人类可能对此几乎没有任何防护。如果这种新型流感病毒能很容易地在人与人之间传播，就可能发生大流行。

1976年，一名美国陆军新兵被发现感染了一种H1N1流感病毒，此病毒与1918年大流感的起因密切相关，因而美国暴发了恐慌。其实这是猪流感，一种全新的流行病。只有这名陆军新兵死于此病。

2003年5月，禽流感疫情（具有不同的蛋白质外壳，称为H5N1）也引发了恐慌反应。顾名思义，它是由鸟类携带的，不过很少是宠物鸟、鹦鹉或鸽子；更常见的是鸡和其他农场禽类，它们会相互感染并传播病毒。H5N1病毒似乎比任何以前已知的流感病毒都能够感染更多的物种，并且还在继续进化。大多数感染病例发生在南亚和东南亚。尽管自发现该病毒以来，已有数百万的鸟类感染了该病毒，但由于该病毒不容易在人与人之间传播，因此人类的死亡人数有限。据信，共计 12 个国家约 359 人死于 H5N1 病毒。禽流感疫苗已经制备并获得许可，但尚未广泛使用。

近年来，越来越多的人警告说，像 1918 年西班牙大流感那样致命的疫情即将暴发。

2009 年，真正令病毒学家担忧的 H1N1 病毒又卷土重来。虽然它是一种 H1N1 病毒，但它与 1976 年"流行病"中涉及的 H1N1 病毒并不相同。分析表明，这是一种新的 H1N1 菌株，由现有的禽、猪和人流感病毒混合（恰当的术语是"重组"）形成，进一步与某种猪流感病毒结合，从而产生了术语"猪流感"。这种病毒最早出现在墨西哥的韦拉克鲁斯，因此，它也得名"墨西哥流感"。墨西哥政府关闭了该市的大部分公共设施，试图阻止病毒的传播，却没能奏效，它仍然在世界各地蔓延。与大多数流感菌株不同，令流行病学家惊讶的是，这种病毒更多地感染年轻人而不是老年人，与人口基数不成比例。

2009 年 6 月，WHO 宣布这次暴发为大流行疫情。这一决定并非基于常设疫苗咨询委员会（又叫作战略专家咨询小组，简称 SAGE）的建议，而是基于一个应急委员会的建议，其成员的姓名当时并未公布。随着大流行疫情的宣布，富裕国家自发地激活了此前给疫苗生产商的有条件的疫苗订单。许多欧洲国家的政府为每个居民订购了两剂，共计数亿剂，耗资数亿欧元。

幸运的是，或者不幸的是，到大部分疫苗订单交付时，这一疫情的病例数量已经逐渐减少。2010 年夏天，WHO 宣布大流行结束。这种病毒的致命性远低于专家们的预测。对这种甲型 H1N1 流感导致的死亡人数的估计差别很大（从一万到几十万不等），并一直存在争议。显而易见的是，大多数死亡不是发生在欧洲，而是发生在非洲和东南亚。在这种情况下，大多数疫苗都没有得到使用，因为它们都是由世界上更富裕的国家购买的，而且往往是在疫情超过最高点时才交付使用。那些还没有买到疫苗的国家不再有兴趣购买剩余疫苗。数百万剂疫苗在对抗未来的流感方面毫无价值（而且，一些批评者声称这些疫苗并未得到适当的安全性测试），只能予以销毁。

随后产生了激烈的辩论，批评人士声称，WHO 夸大了危险，传播了"恐惧和混乱"，而不是"即时信息"。调查委员会开始调查 WHO 和国家一级的决策。在什么基础上，以及在谁的建议下宣布大流行？各个国家的卫生当局在什么基础上和谁的建议下与多国疫苗制造商签订了秘密合同？当人们终于知道 WHO 和国家一级许多最有影响力的顾问都是疫苗行业的顾问时，许多评论员感到震惊。他们为谁服务？难道这不是一个明确的利益冲突案例吗？

全球疫苗市场动态

全球疫苗市场有着惊人的活力。据统计，全球用于购买疫苗的资金从 2000 年的 50 亿美元增加到 2013 年的近 240 亿美元，预计到 2025 年将达到 1000 亿美元。如何解释这种现象呢？这种巨幅增长是由新发现的病原体，以及需要购买对抗新发传染病（EIDS）的疫苗引起的吗？毫无疑问，目前，大量的注意力都集中在了新发传染病上；同样毋庸置疑的是，由于大规模和快速的人口流动，一些曾经可能只局限于偏远村庄的疾病，或者是只在动物之间传播的疾病开始到处蔓延。我们面临新的威胁，但应对威胁的疫苗很少能获得许可并迅速投入使用。

疫苗市场的增长是由于发展中国家的疫苗接种增加了吗？我们稍后会讨论这个问题，但我认为初步的答案是"仅在有限的范围内"。至关重要的是，疫苗研发曾经是制药行业中发展特别差的部门，而现在已经成为承载制药企业飞速发展的重要部门，据说目前至少有120种新疫苗正在开发中。如果这些新疫苗要收回其开发成本，就必须使人们对其产生需求，而方法之一就是让我们——生活在富裕国家的人们——更加厌恶风险，更加有风险意识，更加害怕那些可以影响我们健康的潜在风险。虽然最需要的疫苗仍未面世，如 HIV 疫苗和疟疾疫苗，但许多其他的疫苗已经能够使我们避免感染一些此前我们认为无关紧要的疾病。水痘就是一个例子。

水痘因其留疤，曾被认为是一种温和形式的天花，但是事实上，它是由一种完全不同的病毒引起的，现在称为水痘-带状疱疹病毒，是一种疱疹病毒。水痘是几乎所有儿童都会感染的疾病，具有很强的传染性，可通过咳嗽和打喷嚏在空气中传播，但很少发生严重的病情。其症状很特别，为瘙痒和皮疹，一般在1周左右后就会消失。儿童中很少见并发症（并发症多半出现在首次感染该病的成人中），只有少数感染儿童需要住院治疗。症状消失后，病毒会在体内保持休眠状态，可在多年后以带状疱疹的形式再次出现，尤其是那些免疫系统受损的人身上更容易发生这种情况。

20世纪70年代中期，日本从受感染儿童身上提取活病毒，并对此进行减毒来生产水痘疫苗。它最初在大阪的一家医院使用，以防止儿童互相感染。这种Oka菌株后来成为20世纪80年代进行的疫苗实验的基础，此后疫苗交由默克公司（从1995年开始）、葛兰素史克和比肯（Biken，日本）进行生产和销售。

由于北美、澳大利亚和西欧的家长大多认为水痘仅仅只是一种正常的、在儿童期出现的痛苦，并且在几天内就会自行消失，所以显而易见，他们对疫苗没有任何需求。事实上，虽然美国和加拿大很快将之纳入了常规疫苗接种，但在其他国家（包括最初开发疫苗的日本），疫苗的普及速度却很缓慢。即使是现在，大多数欧洲国家也没有将水痘疫苗作为常规接种。

但在美国，有两种观点促进了该疫苗的销售。其中一个与经济因素有关。水痘对家庭和国家造成的疾病负担，可以用接种疫苗的成本来做对比。如果在定义患病儿童引起的费用时，范围足够广泛的话（不仅包括医生和药品的费用，还包括间接费用，如父母可能会损失的 5 个或 6 个工作日、学校损失的时间或额外的保姆费用），那么疫苗就是具有成本效益的。第二，通过强调该病导致的死亡人数，使之看起来不像大多数人想象的那么温和。在美国每年大约 400 万例没有接受接种的病例中，有 100~150 人死亡。以受影响人数的百分比来表示的话，死亡率（低于 0.004%）显然太小，不能引起太多的焦虑。但如果告诉人们每年有 100 多人死于水痘，人们的反应就会不同。之后，人们会担心随着年龄老去，人体免疫力可能会下降，使得感染水痘的年龄延迟——这种情况下，在老年人身上感染带状疱疹的风险更大。对此，首先提出的解决方案是进行第二剂疫苗注射，不过现在有了一种针对有感染风险的成人的新疫苗。

将"孤儿疫苗（应用范围很小的疫苗）"与一种广泛使用的疫苗结合起来，这样可以扩大其市场，很久以前，人们就是这样处理流行性腮腺炎疫苗的。最近，默克公司和葛兰素史克公司都将水痘疫苗与麻疹-腮腺炎-风疹（MMR）疫苗结合在一起，而 MMR 几乎是所有工业化国家疫苗项目的支柱。两家公司的四组分（四价）疫苗于 2006 年在美国获得许可。如果这两家在疫苗市场占有巨大份额的公司只提供四价产品，而不再提供 MMR，那么即使有些国家对水痘疫苗接种没有兴趣，他们也别无选择，只能购买这种四价疫苗。

随着科学家们对免疫系统的工作了解得越多，针对与传染病无关的疾病或行为的疫苗也将迎来新的前景、新的挑战和更多的可能性。

目前，基于对免疫学的新见解，人们正在进行大量的研究，致力于研发癌症疫苗。人类乳头瘤病毒（HPV）可能导致宫颈癌，对抗它的疫苗数年前就已经研发出来。但是由于这种病毒主要通过性接触传播，也是一种传染病，因此与其他发病机制完全不同的癌症有所不同。10年来，研究人员致力于开发有助于机体抵抗或减缓肿瘤生长的疫苗，其中一些疫苗已开始临床实验。例如，目前正在进行乳腺癌疫苗和肺癌疫苗的早期（第一或第二阶段）临床实验。

科学家们还在研究压力如何影响能够抵抗感染的免疫力，以及免疫力如何影响行为。一个称为心理神经免疫学的全新的科学研究领域正在发展，其意义目前还是一个令人兴奋的未知谜团。

现在看来，任何身体或精神上的状况，无论其是可怕的威胁，还是不必要的冒险，抑或是社会上不能接受的异常状态，都是疫苗开发的潜在焦点。在进行疫苗研究的非传染性疾病中，癌症并不是唯一的研究对象，还有一个研究重点是避孕。尽管近年来已经发展了许多不同的避孕方法（其中一些方法现在用来替代对宠物和家畜的阉割），免疫避孕的概念还是颇有市场的。免疫避孕的基本思想是通过免疫系统来防止受精，或防止胚胎着床。因为免疫避孕可以有各种各样的应用，所以该领域的工作人员认为其比现有的方法更可取。生殖激素疫苗可用于可逆避孕、永久绝育、延迟性成熟、阻断激素依赖性肿瘤或对抗激素表达性肿瘤。

　　避孕疫苗在人类（男女都可以）中的使用仍处于实验阶段。与此相似，对抗尼古丁成瘾的疫苗也仍处于实验阶段。因为戒烟很困难，现有的"治疗"也不是很有效；更重要的是，吸烟不仅危害吸烟者的健康，还危害被动接触香烟烟雾的人群的健康。尼古丁对大脑产生影响，因此，吸烟易于成瘾，而抗吸烟疫苗的原理则是诱导抗体使其与血液中的尼古丁结合，防止尼古丁穿过血脑屏障。因为尼古丁分子不能诱导抗体，所以在进行实验的疫苗中，将尼古丁分子附着于载体蛋白上，使尼古丁与载体蛋白结合。许多生物技术公司正在研制一些抗吸烟疫苗，尽管到目前为止，看上去没有哪种疫苗能很快获得批准。或许在未来会更进一步，科学家能研制出针对肥胖甚至抑郁症的疫苗，但现在，只不过是说说而已。

同时，研究人员也不断探索新的接种疫苗的方法，为疫苗领域增添了更多的活力。许多人并不喜欢通过注射来接种疫苗，儿童尤甚。事实上，比起注射接种的索尔克疫苗，通过口服一个糖块来进行接种的沙宾脊髓灰质炎疫苗更受家长欢迎。从那以后，通过鼻腔喷雾剂代替注射的流行性感冒病毒亚单位疫苗得到了广泛应用，该技术由俄罗斯首先开发。可食用疫苗仍在开发中，例如，土豆、香蕉、大米和其他植物都经过了基因改造，以表达乙肝病毒的表面抗原。要知道，目前有差不多七百种与疫苗相关的临床实验！

体系中的紧张局势

为什么有越来越多的疫苗？它们是我们最需要还是最想要的？其中的我们又指的是谁？或者换句话说，疫苗研发在多大程度上应对了公共卫生需求？他们是如何应对公共卫生需求的？

回顾过去，我们可以很明显地看到，疫苗的概念、研发和生产方式从很早的时候开始就发生了巨大的变化。一百年前，人们先是发现了白喉、肺结核、伤寒和斑疹伤寒等可怕的致死疾病的病因（细菌），由此引发了研发疫苗的尝试。研发过程中，失败不可避免。后来发现了病毒，也发现由病毒导致的疾病非常顽固。因为生产疫苗的关键一步是获得足够的病原体供应，而病毒不能以通常的方式生长，所以有时很难扩大生产，也很难在灭活或减毒等不同方法之间做出选择。还必须制定将疫苗的质量和效果进行标准化的方法，以及将这些标准应用于生产的程序。早期疫苗主要由地方或国家卫生部门的附属机构生产，这反映了公共卫生医生对需求的评估，而私人诊所的医生并不一定赞成；社区也可能抵制接种；而且（我们很快就会看到），在美国的一些州，将疫苗用于公共卫生目标的想法比较受欢迎，而在其他州则未必如此。这种疫苗生产者与公共卫生机构合作、生产合乎公共卫生需求的疫苗模式的形成，与殖民地行政当局、巴斯德研究所网络和洛克菲勒基金会在拉丁美洲的工作密不可分。

与此同时，在德国、英国和美国等国家，私营制药公司正在成为疫苗生产重要的，并且很快将成为主要的来源；商业利益方面的考虑正在缓慢地减弱疫苗生产者和公共卫生当局之间的联系。不过，第二次世界大战之后过了很久，新型病毒疫苗（脊髓灰质炎、麻疹、流感）的生产全面展开之前，几乎没有任何迹象表明这将意味着什么。

但是制药公司的确为疫苗领域带来了新的资源和活力。

与所有医疗技术一样，疫苗具有双重特性。对于卫生部官员、公共卫生从业人员、医生和护士来说，它们首先是公共卫生工具，用于保护患者和社区健康。尽管公共部门的疫苗研究所效率低下，而且（在某些情况下）缺乏资源，但它们曾经满足了全世界对疫苗的很大一部分需求。

在某种程度上，久负盛名的疫苗制造商也做到了这一点，尽管他们一方面必须履行在公共领域的义务，另一方面也必须保证投资有丰厚回报。20 世纪 80 年代以前的私营制造商主要为国家或区域市场生产疫苗，能够同向其下订单的公共卫生官员保持良好的关系。到了 20 世纪 70 年代，一些公司改变了主意：疫苗比药品更难生产，利润也更低；疫苗是为数百万健康婴儿设计的，因此一旦出现问题，其后果不堪设想。当时还有人认为百日咳疫苗可能会导致神经损伤，这是压垮药企的最后一根稻草，许多疫苗生产因此中断，这尤其让美国的公共卫生官员感到震惊。

此后，从 20 世纪 80 年代开始，随着新疫苗制造方法的发展，知识日益私有化。在新自由主义时代，幸存的公共部门疫苗研究机构发现，他们受到专利、立法和国际条约的限制，无法获得"知识产权"。几乎解决所有问题的唯一途径都指向市场力量。随着"股东价值"越来越受到重视，利益之间的差距开始越来越大。越来越倾向于利润最大化的产业界，没有任何兴趣研发只能在贫困国家应用的疫苗。即使到现在，预防寄生虫引发的血吸虫病（由蜗牛传播）或利什曼病（黑热病，病原由沙蝇携带）的疫苗都没有得到研发，而这两种疾病都危害着热带和亚热带地区的数百万人。从公共卫生的角度来看，这两种疫苗的重要性显而易见，但是如果没有金额巨大的补贴来源，就不可能通过商业销售来收回研发和生产的成本，因此制药行业都不感兴趣。在这种情况下，公共卫生与行业优先事项之间出现了分歧，公司管理层来决定开发哪些疫苗，这引起了公共卫生界的忧虑。

与贫困国家相比，富裕国家的需求（以及市场吸引力）更为重要，惠氏公司（Wyeth）开发轮状接种疫苗的历史就是一个很好的例子，该疫苗于 1998 年在美国获得许可。生活在缺乏优质饮用水地区的儿童常患有腹泻类疾病，而且往往病情很严重；而轮状病毒感染会导致一种特别危险的腹泻。

改变人类的疫苗

美国医学研究所已将研制轮状病毒疫苗列为高度优先事项。1973年，墨尔本皇家儿童医院的研究人员发现了这种病原体。此后的研发实验表明，轮盾（Rota Shield）疫苗对所有轮状病毒腹泻病例提供了50%~60%的保护，对严重疾病提供了70%~100%的保护。

美国对疫苗的接受速度很快，在9个月的时间里，大约有60万婴儿接种了轮状病毒疫苗。然而，到1999年7月，该国的不良事件报告系统报告了15例肠套叠病例（肠套叠是一种罕见但可能致命的肠道阻塞）。尽管对这一严重不良事件风险的估计存在很大差异，但1999年10月，美国免疫实践咨询委员会和CDC撤回了对接种轮盾疫苗的建议，制造商也自愿停止生产。在国际上，这一决定受到了一些批评，因为这是唯一获得许可的轮状病毒疫苗。批评人士认为，它剥夺了发展中国家儿童使用一项可能拯救生命的创新技术的权利。对发展中国家儿童来说，他们感染轮状病毒的风险远远大于美国儿童。幸运的是，到2005年，新的轮状病毒疫苗已经问世。

疫苗不仅仅是公共卫生的工具。从另一个角度看，它们可能是有利可图的大宗商品。现代疫苗是利用高度复杂的科学和技术生产的产品，开发难度大、成本高，不过可能非常有利可图。从 20 世纪 80 年代开始，生物技术公司利用了被他们垄断的专业知识来研发疫苗，进而将疫苗开发列为一个潜在的盈利领域，而这些公司并没有参与公共卫生事业的历史。由于这些公司的性质非常不同，风险资本的影响越来越大，对股东投资回报也日益重视，疫苗行业正在发生变化。

从公司的角度来看，开发任何可以在工业化世界建立市场的疫苗都具有经济意义。那么，要形成有效的需求，关键在于获得必要的影响力，要影响公共卫生政策制定者，也要影响广大民众。他们的目标是必须让世界相信，如果可以制造疫苗，就应该使用疫苗。只要原则上可以通过接种来减少威胁或潜在威胁的方法，都值得一试。为什么要让你的孩子去冒险呢？

正如医疗保健不再局限于治疗疾病一样，疫苗接种的范围也远远超出了对危及生命的传染病的预防。一旦疫苗开发不再优先考虑那些显然对社区健康构成重大威胁的领域，情况就会发生根本变化。公众（实际上也是政治上）对常见情况的看法是可以改变的，我们对某种疾病会心生恐惧，而我们的父母在过去常常对此不屑一顾。

改变人类的疫苗

在过去的 30 年里，疫苗开发和公众健康问题之间的联系发生了变化。这并不是说两者之间不再存在联系。创新体系仍然试图对面临的威胁或可能出现的威胁做出快速反应。威胁是什么？正如关注其国民的福利一样，北半球的国家也关注其国民的安全感所受到的生物威胁。诚然，捐助者和慈善基金，以及新的激励和机制，使人们更加关注专为发展中国家使用的医疗技术。不过，印度和其他发展中国家的制造商的规模不断扩大，现在已组成一个发展中国家疫苗制造网络，很可能会进一步改变该系统的动态。

未来的疫苗企业将继续依赖精心设计的宣传工作。必须让人们有一种受威胁的感觉，就是有一种潜伏的病原体正在等着攻击我们的感觉。我们不能感到太安全。但是，如果公共卫生当局太过频繁地喊"狼来了"，也有可能导致公众降低对其的信心。

政策：犹豫不决的开端

公共卫生技术

疫苗到底是什么呢？以前我们从生物医学的定义中知道疫苗的特点为"免疫原性"。也就是说，它们能刺激机体免疫系统对入侵产生免疫应答。生物医学文献里也有无数关于机体免疫系统的研究和对疫苗作用机制的讨论。

现在，正如我们所看到的，人们正在试图研发新的疫苗，但目的与以往大相径庭，新的疫苗不是为了预防感染性疾病，而是为了防范健康风险。很少有人意识到，研发机构为了研发开发乳腺癌疫苗、避孕疫苗或者戒烟疫苗付出了多么大的努力。在我们大部分人的理解中，疫苗旨在预防感染性疾病。

改变人类的疫苗

如今，尽管提供给青少年的疫苗种类在增加，也提倡成人及老年人每年都接种流感疫苗，儿童仍旧是疫苗接种工作的重点。疫苗之所以与药物不同，不仅因为它们是（或至少曾经是）由危险的病菌制成的，还因为其受众是健康人群而不是患者。一个健康的欧洲婴儿在 1 岁以前要接种大约 10 种不同的抗原，1 岁以后还有更多疫苗待接种。人们普遍的预期是所有的儿童都接种疫苗，在发达国家也确实如此，绝大多数儿童的确接种了疫苗。在有些国家疫苗是强制接种的，如果儿童没有接种全部的疫苗，他们就不能去学校上学，他们的家长可能就没办法享受国家给予儿童的福利。

电影《传染病》栩栩如生地描述了传染病的威胁是如何推动疫苗研发体系超负荷运转的：实验室日以继夜飞速地进行研发、测试和疫苗生产。一般来说疫苗需要经历各种复杂的检测，耗时日久才能获得许可投入使用，不过在紧急的公共卫生事件中，这些要求可能会放松一些。紧急公共卫生事件下，疫苗研发出来、可以投入使用时，政府机关争先恐后地排在接种队列的最前位。流行病疫情一旦出现，所有的焦点都会汇集在疫苗上，卫生部门会努力让民众相信他们在竭尽全力提供必要的药物、疫苗和设施。

第五章 政策：犹豫不决的开端

在正常情况下，没有疫情时，人们会以一种理性的态度来对待疫苗。因为疫苗如今是保健预防工作的一个重要部分——也许是关键的组成部分，我们会希望政策能够对疫苗进行认真审查。这意味着，人们不仅确信有威胁健康的因素存在，而且还确信疫苗的安全性和有效性。

当一种新的疫苗添加到国家疫苗接种计划当中的时候，国家会向人们公布有关数据，如接种疫苗能够拯救多少人的性命，或能预防多少例重症腹泻、宫颈癌或知觉障碍疾病等。而在决策过程中，成本效益的估算可能会起到非常重要的作用，但这些并不会广而告之。

各国政府的工作方式不同，所以在制定疫苗接种政策之前，也许会经过一系列的辩论，各种数据、细节、成本和可能存在的副作用都在讨论范围之内。然而，占据主导地位的观点仍是，疫苗接种的目的是拯救生命（而不是为了盈利）和预防不必要的疾病。常规收集的数据显示，大规模接种疫苗后，天花、白喉、黄热病、脊髓灰质炎等众多疾病致死率大幅下降。

与其思考是什么让疫苗如此独特，我们不如简单地将之理解为一种特别的"公共健康技术"。现在有许多技术能保护公众健康，如水的净化，蚊帐的使用，补充维生素，基因筛查，等等，不一而足。所以疫苗其实并不是独一无二的技术手段。技术即工具，是以某种方式帮助人类或专攻一项或同时解决多项难题的设备。绝大部分技术使我们能把之前做到的事情做到"更好"，也就意味着我们能更快，或者更安全，或者更便宜，或者更有效率地解决问题。

负责研发新技术或者改进技术的工程师们必须要进行各种选择。什么是消费者想要的？消费者愿意为此花多少钱？目标应该是加快研发速度，还是注重安全性，还是降低成本？即便不考虑外观，在技术进化的方式上也需面面俱到，每一方面都需做出选择：研发者或制造商都需估算利润、各种技术以及可能有多少人会成为消费者。

有时某些市场会考虑消费者的偏好，如汽车行业，用户市场非常巨大，厂家可以生产不同的车型来迎合不同的用户偏好：有人喜欢跑车，有人想要越野车，还有人钟爱经济型家用车。但是核电站、反导弹防御系统、电话交换等行业的情况有所不同，不仅要考虑产品，还要考虑技术。核电站与火力发电站、光能发电站、风力发电站之间都有竞争，医学技术也一样。在磁共振成像扫描仪（MRI）首次面临生产上市时，制造商不仅要考虑医院和放射科医生的想法，还得让管理部门（尤其是食品药品监督管理局，即FDA）满意。他们本该与该行业其他企业竞争，却不得不相互合作并向管理者、医院和医生证明，和医院刚刚花了大钱投资的CT相比，MRI能给医院、医生和患者带来更大的益处。

即便人们在研发过程中付出了各种努力，也很难预测到一项新技术究竟能有什么样的效果，错综复杂的影响因素实在是太多了。其一便是尺度效应。拿电话做个例子，如果大多数人没有电话，那么拥有一部电话可能是很了不得的事，也许是身份的一种标志；但是随着拥有电话的人越来越多，到几乎人手一台的时候，才会产生转型效应，也就是说，电话才会改变人的生活方式。同时，随着电话产量日益增加，成本也（原则上说，应该会）随之降低，那样，就会有更多的人买得起电话。

要预测新技术的效果所面临的最大的困难可能是，新技术出炉后，除了达到技术研发者想要的效果外，总是会产生一些附带的其他效果。因为首先，人们在开始研发新技术时，并没有考虑其他后果。比如说，汽车制造出来后，车主们的生活发生了翻天覆地的改变：出行极为自由，可以快速到达目的地，无需依赖别人。这正是汽车行业希望给消费者带来的感受，而消费者确实也如此期望。但是汽车产量和使用量增加后，随之而来的，还有一些恶果：交通事故造成人员伤亡（在某些国家，这是人口死亡的首要原因），空气受到污染，石油开采对环境和地质造成影响，等等。在汽车刚刚面世时，这些后果，除了科幻小说家外，其他人恐怕想都没想过。

就包括疫苗在内的医学新技术来说，有关部门的要求越来越严格，制造商只有出具了严谨的副作用报告，疫苗或药物才能获批使用。尽管如此，有关部门还需要对可能出现的副作用做出假设。一般情况下，有什么样的方法和技术，才能做什么样的副作用的研究。比如说只有在脑成像技术出现后，才能对药物或外科介入治疗对脑部活动产生的影响进行确认。所以有时候，即使某项医学技术已经得到了广泛的使用，仍然还会有人对其提出质疑。如百日咳疫苗已经推行了30年，直到现在，还有人认为它可能会导致脑损伤（后来研究显示，其实并没有这回事）。

技术总伴随着利益的纠葛和各种因素之间的错综复杂的关联。汽车的使用不仅支撑着汽车制造业（工厂一旦搬迁，原厂地就遭废弃而变得衰落），还造福经销商、轮胎制造商、石油行业、修理业和加油站、汽车协会和机械工程学院等。虽然他们都从汽车的使用中获益，但意义各不相同，所以，一旦汽车行业出现巨大的变革，比如电动汽车，这些相关行业的观点就可能完全不同。即使基于相似的利益或意识形态，不同的人反应也会不同。赞成的一方会认为电动汽车的推广，会对石油消耗产生巨大的影响；而反对一方也许根本就没把燃油的问题放在眼里。关于科学证据的重要性，人们的态度一直都存在分歧，而且不仅仅局限于气候改变，或者用水力压裂法采油等公众话题。不同的专业对现象的看法各有不同，这一点在科技领域和医学领域有诸多共同之处。有时候临床医生对一些惊人的康复病例深信不疑，而流行病学家发现其在统计学上毫无意义。所以，我们不能站在理性的制高点来武断地表态，认为某个观点更为合理。

技术革新的过程中必然会出现各种不确定性、不可预测性、意料之外的结果以及相互冲突的观点。因此，无论是关于气候变化还是别的什么议题，相关论调其实都反映了当时各种利益集团明争暗斗的情况。

大部分生活在发达国家的人认为疫苗接种是理所当然的

事情，主流媒体通常不会把它们当作公共卫生技术的一种形式来大肆讨论。研发疫苗的原因通常侧重于对感染性疾病的预防和控制，重点在于每种疫苗所拯救生命的数量，和宣布为"可通过疫苗进行预防"的疾病种类。毫无疑问，疫苗能够大量减少因感染性疾病而死亡的人数，就如同汽车令人们出行更方便一样。然而，如果完全把疫苗当作保卫公众健康的技术去看待，不考虑其他因素，就会出现新的问题。

研究者努力研发的技术和企业家想要上市的技术，反映了对科学可行性和需求或潜在需求的认知。有关资源分配的决定总是会涉及这两个方面，有时候考虑其一，有时候则同时要考虑到。1984年，当美国医学研究所试图制定疫苗蓝图时，同时考虑到了可行性和需求；但是当流行病学家、免疫学家和制药公司高管想研发一种"更好的"疫苗时，他们想的，可能有所不同。为什么在对抗一种特定疾病时，这种疫苗会更好呢？有人会在技术层面思考：使用不同的防腐剂或是辅料，抑或是提高热稳定性。倾全球之力消除天花的努力之所以成功，是因为俄罗斯研发出了冻干疫苗；而西方使用的液体疫苗在热带气候中不够稳定。安全性也是一个越来越重要的因素。重组乙肝疫苗取代了早期的血源性疫苗，因为它确保消除了任何感染HIV的风险。无细胞百日咳疫苗之所以得到研制和使用，是因为它减轻了家长们的恐惧——此前家长都因媒体夸张的报道而担忧孩子的脑组织可能受到原来的全细胞疫苗损害。

相比旧版疫苗，新的疫苗更贵，近年来也发现其保护年限也更短。如果重心依旧放在降低接种成本或者是注重保护期限上，那无细胞疫苗可能永远不会出现。

除了科学或技术上的可行性，疫苗研发也是对世界变化的反应。1914—1918 年的战壕战，促使人们全力以赴研发伤寒疫苗；气候改变似乎使北温带地区也受到了疟疾的威胁，人们又开始关注疟疾疫苗；人口流动以及卫生服务系统的崩溃，令结核病再一次威胁到了工业化世界，因此人们更为急迫地希望能研发出一种更有效的抗结核病疫苗；全球化使阿姆斯特丹、伦敦或纽约的人们面临着来自动物以及偏僻地区的新疾病威胁，那些曾经遥远偏僻、不为人知的地区，如今已经不再与我们毫不相干。

对公共卫生来说，仅研发出某种新疫苗没什么用，必须制定出这种疫苗的使用政策。疫苗接种政策涉及将新抗原引入疫苗接种计划、支付和强制措施、如何在未接种社区扩大覆盖范围，以及最终实现在日内瓦或纽约制定的目标。这些决策可能基于流行病学数据或公众需求、反对或抵抗。他们可能是来自国家医疗行业或制药公司的压力，也可能是对新兴国际共识或施压的回应。

　　贫困国家的政府，尤其是那些甚至要依靠捐助国的援助才能维持基本卫生服务的国家，是无法忽略国际机构和捐助者的提议的。在决定扩展接种范围或引进新疫苗后，接下来就是如何弄到这种疫苗。也许像联合国儿童基金会这样的国际组织才有能力帮助这些国家以较低的成本获取疫苗。这些国家还必须有分发疫苗的方法，如果疫苗在热带气候中很容易变质（很多疫苗都是这样），就需要一种叫作"冷链"的制冷技术。实际上，疫苗接种可能涉及政府卫生工作者、药店、全科医生、运转良好的婴儿诊所、护士、疫苗接种者，还可能要有流动的健康中心。还有更多的因素要考虑。家长们想让他们的孩子接种吗？如果出现了疫情，或是有人告诉他们即将发生一种流行病，对新疫苗的需求会非常大；如果没有足够的疫苗，就会争论疫苗应当优先分配给谁。另一方面，如果人们认为某种疾病并不是非常危险，或者认为疾病出于超自然之手，他们可能并不会关心疫苗的事，甚至不愿意接种疫苗。而一旦村子里出现疫情，还需有人去鼓励，甚至劝说家长去诊所、全科医生门诊或流动疫苗接种单位接种疫苗；公共卫生当局可能不得不大肆宣传，或出台激励措施来促使人们去接种疫苗，或制定强制或惩罚办法来应对那些抵制者。这一切，在19世纪强制接种天花疫苗时发生过一次，最近又一次发生了。

本书的前几章曾提及，社会和政治的变化以及利益、资源和权威的结构变化影响了疫苗的研发和生产的地点、方式和针对性。将疫苗投放进社区所涉及的政策和做法也是根据社会和政治的变化来进行的。我们似乎可以合理地猜测，政府意识形态或社会价值的变化，对疫苗政策的影响比对疫苗的开发和生产的影响更为直接。对于疫苗研发具有决定性决议权的企业家和行业高管们要对他们的股东和"市场"负责，他们很清楚他们有责任实现他们向股东们承诺的投资分红，或者公司在目前全球市场的份额。至少原则上来说，卫生部长及官员们对公民负有责任，希望人们根据医疗保健的充分性和可获得性等因素来对他们的工作进行判断。

然而，正如我们将看到的，卫生官员越来越多地需要对国际社会负责，要么受到捐助者强加给他们的约束，要么受到国际卫生协定的约束。制药行业高管和公共卫生官员的共同点是，他们需要向人们证明他们在自己的岗位上做得很成功。一种广泛使用的有效疫苗，能够帮助双方都实现他们的需求。

所以在本章和接下来的两章中，我们回头来讲述一个不同的故事。这个故事比疫苗研发更复杂、更难讲述清楚，它不是一个按照时间顺序发展的直观的进程。

在大约 200 年的时间里，西方人根深蒂固地认为，科学一直在不断进步，只有很少人会提出反对意见，而反对意见引起公众注意的情况，更是少之又少。前几章中，我讲了一些疫苗研发的故事，而疫苗，当然是随着细菌学、病毒学和免疫学的发展而得到发展的，不过这两者并非一律的主从关系的进展。当我们讨论疫苗是如何得到使用、如何造福公共卫生利益时，"进展"一词，并不能指代所有事例。当然，我们会使用数字来描述事实，如接种疫苗拯救了多少性命，让多少人免于伤残等，但数字太过浅薄。而且，数字引发的争议更为广泛。

疫苗接种的故事错综复杂，因为与其相关的政策总是以某种方式受到国家的政治差异和分歧的影响，每个国家的疾病负担、国家财富、医疗保健组织及政府的意识形态性质等都和他国不同，所以每个国家的疫苗接种计划，也都会有所不同。

事实也确实如此，因为人们逐渐认为疫苗在公共卫生领域极有可能是一种非常有价值的工具，各国对疫苗的使用确实存在很大的差异。

保护公众健康还是保护贸易

从 19 世纪起，公众健康受到了越来越多的关注。各国中央和地方政府越来越关注境内或代表其海外利益（殖民地）的健康问题。促使他们这样去做的有诸多因素，如宗教倡导的慈善事业，对于流行病可能导致社会秩序崩溃的担忧，以及对商业利益的保护等。不过，在 19 世纪中期，即使公共卫生已成为国家行政的一个部分，疫苗在总体计划中所起到的作用仍然有限。

许多疾病，虽然后来被视为"可以通过疫苗进行预防"，但是在当时还难以鉴别，因为其症状往往相似或有重合之处，而医生只根据症状来诊断的话，难以得出正确的诊断结果。

所以当时的政府只能根据他们认为的病因和传染模式，按照各国的传统的政治和行政手段采取措施来防治。所以有些地方强调卫生措施，有些地方强调限制人口流动，比如采用隔离措施。如果认为传染病是由于污秽、不卫生、不洁净的生活条件（当然尤其是在贫困人口中）引致，采用卫生检查和改进卫生状况很合情合理。如果认为疾病是由接触感染所致，政府机构就会理所当然地去限制人口的流动、限制船只和可能藏匿传染源的货物（比如说棉花或者羊毛）的进口与出口。两个方法在不同地区和时机下各有优势。

当白喉抗毒素得到广泛使用时，公共卫生已经发展出因地制宜的工作方式，其目的在于整体降低传染病的风险。这些既定的公共卫生措施为新血清和疫苗的部署提供了条件。

19 世纪 40—50 年代的英国尤其信奉卫生保健主义。弗里德里希·恩格斯（Friedrich Engels）曾认为传染病是由不卫生的生活条件造成的，并为此奔走呼吁。恩格斯认为，腐烂的有机物构成"病态氛围"，不断滋生疾病。当时的主流观点是，虽然检疫可能阻止疾病传播，但是只有卫生措施才能消除病因。英国 1848 年立法成立了卫生部以及地方卫生委员会，任命了卫生官员。地方委员会的职责主要集中在卫生问题上，他们有权强制业主改善其产业的卫生状况。

在其他国家，传染病学家的观点占主导地位，更强调防止感染者和非感染者之间的接触。随着时间的推移、新的知识（以及新的威胁）的出现，以往的措施不断得到修正。早在科赫确定霍乱是由霍乱弧菌引起之前，许多人就已经知道霍乱起源于印度，新的运输方式（轮船、铁路）促进了霍乱的传播。很明显，无论各地的卫生条件如何，该病都与接触传染有关，显然很有必要实施检疫隔离。不过，对所有来自东方的交通工具全部进行检疫隔离的话，其代价将非常高昂。利益受损的商人及自由贸易的倡导者会极力反对这种做法。另一种带选择性的检疫方法，也就是将某些离境点指定为"危险"来进行检疫，也会让这些被挑选出来的离境点国家深感不满。但如果完全不实行检疫隔离，国家之间也会关系紧张。

引发争论的不仅是对霍乱的恐惧，还有来自西方的黄热病，这也是一个可怕的威胁。到19世纪70年代，生活在西非、加勒比、布宜诺斯艾利斯和里约热内卢以及美国东海岸城市的人们已经很清楚黄热病的疫情是怎样的情况。

在任何地方，检疫都是一个敏感而具有争议的话题，经常造成商业利益与公众舆论的对立，因此，有关当局需要更准确地确定需要对哪些东西或哪些人进行隔离。此时，精准的检查和检测技术就很有必要了，可以用于确定已经受到感染的个人。

在疫苗问世前，细菌学在检查和检测方面颇有成效。1883 年，科赫宣布他已经成功查明霍乱的病因。虽然要研制出有效的霍乱疫苗还需要数年的时间，但科赫的发现意味着，不仅可以通过症状来鉴别霍乱（不过很容易与其他胃肠疾病混淆），而且也可通过检测体内是否有芽孢杆菌来鉴别可能需要被隔离的人。科赫的发现对现有的公共卫生保护方法产生了影响，并融入保护方法之中，但是也并没有把已有的保护方法取而代之。

到第一批新血清和疫苗投入使用时，许多国家已经有了多年的天花疫苗接种经验。因为天花疫苗的接种程序十分独特，需要用一种特殊的尖头工具反复刮擦手臂，刺破皮肤，再刺破淋巴，最终才能接种成功，而在很多情况下，操作者动作不熟练，接种者身上常会留下难看的瘢痕，所以人们并不喜欢接种天花疫苗。也因此，为了开展大规模天花疫苗接种，许多国家不得不建立专门的行政机构，在英国，则由《济贫法》

负责实施，这也是天花疫苗接种不受欢迎的另一个原因。

1853 年起，英国开始强制接种天花疫苗，如果孩子出生后 3 个月内没有进行天花接种，其家长或监护人将被处以罚款或监禁。此后，天花的发病率逐渐下降，但其过程和做法受到极大的诟病，一些有影响力的人也公开反对强制接种疫苗。有些人反对，是因为他们对传染病有不同看法，如赫伯特·斯宾塞（Herbert Spencer）；有些人则是反对国家参与到卫生领域。

其他欧洲国家也建立了类似的制度。在荷兰，尽管新教团体强烈反对，1872 年还是通过了一项法律，要求儿童在入学前提供疫苗接种证明，虽然反对者甚众，疫苗接种率还是上升到了 90% 左右。在统一前的德国的部分地区，人们更早就认同"人民健康是国家的责任"这一观点。在普鲁士，当地政府建立了一个疫苗接种系统，而且，穷人也可以免费接种疫苗。后来，通过大量宣传，普遍强制接种的观点受到越来越多的支持，1874 年，通过了《帝国疫苗接种法》，并在整个德意志帝国实行。

在美国，市、州公共卫生委员会也组织了天花疫苗接种计划，但是抵制的声浪太强，在移民社区情况尤其严重，移民们觉得自己受到了偏见和过度关注。

19 世纪的天花疫苗接种计划几乎在所有地方都陷入了争议之中。在印度，尽管印度政府做出了承诺，但中央、省级和地方各级官员之间争执不断，强制疫苗接种的立法甚至遭到了印度医疗服务部门的许多官员的反对，他们认为强制接种几乎无法得到实施。巴西在 19 世纪早期也实施过天花疫苗强制接种。

重要的是，当白喉毒素血清可投入使用时，许多国家已经建立了管理和实施天花疫苗接种的系统。现在回想起来，人们可能认为这些系统可以很容易地应用于提供白喉毒素血清，但事实并非如此。可以肯定的是，天花疫苗接种实施后，天花的发病率大大降低，但是同时，国家规定的疫苗接种政策非常不受人待见，所以，没人知道再来一个类似的计划，公众会如何响应。医生的反应也令人沮丧，他们并没有热切地期盼白喉毒素血清的到来，相反，有些人认为免费接种疫苗侵犯了他们的专业权利。行医（关注患者个体）和公众健康（关注群体）之间的那条线该如何划分，对此，人们仍有争议。

疫苗接种应该处于什么地位？这一问题虽然引人关注，但在 19 世纪末，还算不上是个热门话题。当时的疫苗接种仍然仅仅与天花有关，远算不上是公共卫生的支柱。第一批白喉毒素血清在 19 世纪 90 年代刚出现时，几乎是默默无闻，不为人知。

预防白喉

在 19 世纪末，白喉是一种大众极为害怕的常见疾病，多发于儿童，每年导致数千名儿童死亡。在 19 世纪 90 年代，白喉抗毒素开始投入使用，目的在于治疗，而不是预防。虽然确切抗毒素的工作原因尚不明确，但早期的疗效甚佳，虽工作原理不明，血清似乎颇为有效。到 19 世纪 90 年代中期，在柏林和巴黎，感染白喉的儿童都能被治愈，因此，血清的治疗用途得以迅速传播。在法国，巴斯德研究所建立了一个国家网络来免费分发疫苗，通过公共认购、国家基金和向其他政府已经订购了的欧洲国家出口血清等形式获得经费。白喉疫苗很快在伦敦的一些医院使用，在第一次世界大战爆发前几年，白喉死亡率急剧下降。纽约、澳大利亚和其他地方也有相似的成功报道。然而，尽管白喉的治疗取得了成功，但新发白喉病例的数量并没有减少。

改变人类的疫苗

在 19 世纪 90 年代，很少有细菌学家或医生想到用血清预防感染。第一次世界大战中人们应对感染性疾病的经验使人们认识到，除了天花以外，还可以研发更多疫苗来预防其他疾病。第一次世界大战中肮脏的战场如同肥沃的疾病滋生地，导致了许多士兵的死亡，刺激着人们寻找新的疫苗，尤其是抗伤寒疫苗。在引进伤寒疫苗以后，人们很快就目睹它拯救了成千上万英国士兵的生命。因而，其他国家也纷纷效仿英国，给士兵接种疫苗。随着伤寒疫苗的推广，预防性疫苗接种的思想逐渐普及，首先是医院的护士认识到了这一点，然后在热带地区工作的传教士中也开始有了这个观念。

正如我之前指出的，预防性使用白喉血清不仅仅是治疗性使用白喉血清的逻辑延伸。人们开始接受"长期保护"这一概念，这是一种突破性的认识，给疫苗接种赋予了新的意义。这种认识包括对免疫的更精确的理解，区分主动免疫和被动免疫，以及未受感染"载体"的感染。经验积累也起到了一定的作用：锡克（Schick）敏感性实验、毒素 - 抗毒素混合物的开发以及更安全的类毒素的开发，这些也有助于确立预防性疫苗接种的理念，即疫苗接种能够提供一种安全有效的预防疾病的形式。

然而，作为一种公共卫生措施，人们还是认为疫苗接种和以前使用过的措施差不多。许多人认为，以前采取的措施，如检疫隔离和临时关闭学校给校园消毒等，已完全足够。最重要的是，预防性疫苗并不能像治疗性疫苗那样，能够证明其确实有效。医生和家长都能亲眼看到患病儿童在接受了抗毒素治疗后康复；预防性疫苗带来的好处，却只能在统计数据收集和分析后才能逐渐显现出来。

如果白喉疫苗大规模用于预防性接种，各国政府将面临各种新的问题：如何采购足够和可靠的疫苗？儿童能够使用到公共卫生基础设施吗？如果公共卫生的功能已经不再仅限于保障卫生状况和使用细菌学领域的新工具来检查疫情，医疗行业会如何应对？疫苗的使用，可能会让私人诊所的医生们失去部分获利丰厚的业务。此外，许多医生也许在最初并不相信疫苗的价值。没有人知道，天花疫苗接种如此不受欢迎，这种情况对新的大规模疫苗接种运动可能会产生多大的影响。

然而，伤寒疫苗接种成功地拯救了成千上万名士兵的生命，这一成功事例影响极大，在20世纪20年代和30年代，公共卫生官员逐渐开始接受预防性白喉疫苗接种的想法。不过，地理位置、资源和血清供应渠道的差异，意味着不同地方的血清供应方式也有很大的不同。国家功能的不同定位也有一定的影响。公共卫生机构和私人医疗机构，或中央和地方政府的责任是如何划分的，这些情况也影响到各国和地区在启动预防白喉疫苗接种的速度。澳大利亚、加拿大和美国的部分地区走在最前沿，20 世纪 20 年代就开始对儿童进行大规模预防性疫苗接种。

加拿大安大略省尤为活跃。正如我们之前了解到的，约翰·G. 菲茨杰拉德（John G.Fitzegrald）于 1913 年在多伦多大学建立了一个抗毒素实验室，1915 年，省政府同意免费分发菲茨杰拉德的抗毒素，这也得到了当地医疗行业的坚定支持。一切都利于这项有效的行动：有廉价可靠的血清供应，有来自省卫生委员会的积极领导，医生也没有反对这项措施。在安大略省，人们还没有开始反对国家介入公共卫生领域中，免疫机制就已经建立起来。1916 年后，澳大利亚也拥有了廉价可靠的抗毒素（以及后来的类毒素）来源——联邦血清实验室（CSL）。但澳大利亚幅员辽阔，人口稀少，城镇之间相隔很远。此外，1901 年，此前独立的英国殖民地进行了合并，澳大利亚联邦才刚刚成为一个独立的国家，还没有全国性疫苗接种计划的管理机构。因此，由于历史和地理的原因，澳大利亚很难组织全国性的疫苗接种运动。所以，尽管有抗毒素治疗白喉，但到 20 世纪中期，澳大利亚白喉的总发病率再次上升。1922 年，国内几个社区开始了大规模的疫苗接种行动，无偿为锡克实验检测出有风险的儿童提供疫苗接种。类毒素可从联邦血清实验室获得，但这需要当地主动去要求。事实上，大多数社区多年来都没这样做，只是随着第二次世界大战的爆发，疫苗接种才成为全国的常规行为。

在美国则是纽约带头。早在 1895 年，纽约市公共卫生部门的实验室就开始生产用于治疗的抗毒素，1921 年开始进行预防性白喉疫苗接种。不过组织儿童进行大规模疫苗接种面临着许多问题。在该市学校系统的配合下，在威廉姆·帕克（William Park）领导下的公共卫生服务部门开始进行大规模的锡克实验，并向儿童提供毒素–抗毒素，不过只限于那些家长同意的儿童（这在当时是不同寻常的进展）。

然而，这项工作尽管取得了良好的进展，道路仍然曲折艰难。工作人员不仅很难接触到最高危的学龄前儿童，社会上也有一些反对意见。如果想要接种运动取得成功，就需要大力宣传，而纽约卫生部缺乏这方面的资源。幸运的是，该市的保险公司和慈善机构，如美邦（Milbank）纪念基金会，提供了必要的额外资金。这场运动如火如荼地开展起来，在一些社区甚至设计了上门访谈的活动，劝说居民们向他们的医生索要血清。报纸、广播、游行、庆典——在20世纪20年代能用的各种宣传措施都用上了。历史学家杰姆斯·科尔格罗夫（James Colgrove）称之为"一场以白喉为目标的戏剧性的十字军东征"。因运动中大量投入广告，对老百姓进行的健康教育也逐渐普及。与早期的天花运动相比，这一运动更依赖于宣传和教育，而不是强迫。科尔格罗夫指出，这种白喉疫苗的"市场营销"受到了英国的蔑视，因为他们认为这种做法"与英国的专业实践理念格格不入"。美国私人诊所的医生也不完全满意这一点，因为他们的意见有分歧：是应该由公共卫生中心免费提供疫苗接种，还是从私人医生那里（收费）获得疫苗接种。《美国医学杂志》反对公共卫生中心免费提供疫苗接种。

在采取大规模的免疫措施方面，英国卫生部可以说几乎没有任何作为，部分原因在于政府不愿承担任何经济责任，此外，他们也不想惹怒全科医生（侵犯付费私人诊所的权益）或地方当局（侵犯地方自治领域）。如果卫生部采取行动，各地卫生官员将不得不上行下效。事实上，卫生官员们几乎都没有采取任何行动，或许是因为他们还未确信免疫的价值，或许是因为他们事情太多，无暇顾及此事——不过在这个时间点，许多人都已经有了巨大的压力，因为卫生部的职责已经扩展到了学校的卫生服务以及产前和儿童福利诊所。不管是什么原因，英国的公共卫生部门一直非常保守：在发现抗毒素之前，卫生部官员们满足于坚持此前采用的方法；在抗毒素面世后，即使获得了更安全的类毒素，他们的改变仍然非常缓慢。卫生部既不愿意资助免疫活动，也不愿意给可靠的供应商提供指导意见（同纽约或安大略省一样，英国也没有供应血清的公共部门）。直到 20 世纪 30 年代初，卫生部官员们的观点才发生了改变，也只有到了 1940 年，因为担心会出现规模更大的流行病，英国卫生部才开始提供资金，以此作为战时临时应急措施。直到 1941 年，英格兰和威尔士才开始了全国免疫运动。

百日咳（pertussis）疫苗接种开始的时候，也出现了类似的国家间差异。1920 年，超过一万名美国儿童死于百日咳。20 世纪 20 年代末，丹麦研究人员托瓦尔德·马德森（Thorvald Madsen）成功地用灭活的杆菌生产了一种效果很好的疫苗。随后进行了许多实验，到了 20 世纪 30 年代，澳大利亚和美国的一些医生开始为他们的患者提供治疗性和预防性的百日咳疫苗。不过如同当初的白喉血清一样，许多欧洲国家，特别是英国，都不愿意开始大规模百日咳免疫运动。在英国，医学研究委员会在 20 世纪 40 年代初进行了大规模的临床实验，但实验结果并没有得到认同，医学领域的领头人对此结果也持怀疑态度。到了 20 世纪 50 年代中期，英国（和其他欧洲国家）才组织了新的实验，在分析了实验结果之后，才开始大规模的百日咳疫苗接种。

各具特色的国情和卡介苗的引入

针对结核病的卡介苗接种历史，非常生动地展示了 20 世纪初一些国家公共卫生政策中对疫苗的怀疑态度。勒内（René）和让·杜博斯（Jean Dubos）在介绍他们在结核病研究方面取得的成就时指出，每年有 300 万 ~500 万人死于结核病。他们的著作写于 1952 年，那时，距科赫发现芽孢杆菌已整整 70 年，距第一次接种卡介苗已 30 年。

19 世纪结核病死亡率的模式及其下降的原因一直是医学人口统计学史上最具争议的话题之一。很难理解为什么各国对卡介苗的反应如此不同，以及为什么结核病死亡率在卡介苗问世后多年依旧居高不下。结核病疫苗接种的发展历程，让我们能够最直观地了解在第二次世界大战前后、延续数十年的疫苗接种政策，并初步了解那些导致诸多不同反应的复杂因素。

在对结核病进行控制的过程中，并没有出现像天花或白喉疫苗接种时期出现过的公共卫生问题。结核病症状往往出现得很慢，人们可能会感染数年而没有表现出任何明显症状。此外，结核病的症状有时候会和其他疾病的症状混淆。还有许多医生认为，一个人的性格在他或她是否染上"消耗性"疾病的风险中起着主要的作用，特别是对于那些被认为具有敏感性格的人，他们是"易感人群"。即便科赫成功地分离了相关细菌，也没能立刻改变人们对病因的理解，更没能改变当时的治疗方法。

在 19 世纪，结核病患者接受着各种各样的治疗，其中一些治疗方法现在听起来很古怪；其他的疗法，包括科赫的结核菌素治疗，刚刚推出就受到了质疑。此时人们已认为保证营养对结核病的防与治都很重要，到现在，人们仍然认同这一看法，而流行病学研究后来证明，富含肉类和牛奶的饮食确实有助于降低结核病的易感性，也因此，在食物短缺的时候，结核病的发病率往往会增加。医生还会要求患者多休息，避免体力消耗。

当时人们都认为，气候与结核病之间有联系，认为干净清洁的乡村、高山和海洋空气有益于治疗结核病，这些观点不仅推动了一些流行一时的疗法（其实这些疗法充其量只是不会对患者造成伤害），同时还带动了疗养院的风行，这可能是当时最著名的疗法了。当时建立了许多专门收治结核病患者的医院，同时还有很多治疗结核病的民间机构，这些机构采用"露天"这一治疗方案，风靡一时。提出这一方案的，是一位叫赫尔曼·莱梅尔（Herman Brehmer）的德国医生，他在19世纪50年代，于西里西亚群山中建立了也许是世界上首家疗养院。许多医生很难认同像新鲜空气这样简单的东西能够有治疗作用，但人们对于疗养院的接受程度却越来越高。"在20年内，全欧洲都赞成这个观点：得了结核病，可以通过在露天环境中进行绝对休息来治愈。"瑞士山很快成为那些有钱人的首选圣地。几年后，爱德华·利文斯顿·特鲁多（Edward Livingston Trudeau）读了莱梅尔的著作后，把疗养院的概念带到了美国。但是这种疾病在城市贫民窟中最为常见，在拥挤的环境中，结核病的传染能力和传播速度十分惊人，而那些生活在贫民窟中的患者，不可能到瑞士山待上一两个月。

在19世纪，死于各种结核病的人数几乎没有下降。只有在某些国家，其公共卫生部门确信这种疾病具有传染性并采取了行动，感染人数才有所降低。例如，在纽约和普鲁士（欧洲最拥挤的国家），医生对感染患者采取了严格的隔离措施，成功地降低了结核病的死亡率。在英格兰和威尔士，一名研究人员发现，结核病死亡率的下降与劳教所医务室隔离感染患者的程度有关。各种公共卫生措施有助于减少结核病死亡人数，这些措施包括改善环境(如清理贫民窟和重新安置贫民，以改善过度拥挤的生活环境)，医生出具知识性告示，以及建立由公共资金买单的诊所和疗养院。在英国，地方卫生官员负责协调和监督这些政策的实行，但是这样做，有时会令他们和私人诊所行医的医生发生冲突，因为公共卫生部门的插手，影响了私人执业医生的工作和收入。

1911 年，英国首相大卫·劳合·乔治（David Lloyd George）颁布《国家保险法》时，提到了结核病对该国的影响。结核病每年在英国和爱尔兰造成 7.5 万人死亡，其中 1/3 为壮年男性工人，一半为年轻女性。他指出，德国在投资修建疗养院方面做得更好，英国必须效仿，如果不这样做，在"国家效率"方面，英国就会落后于德国。

3 年后，第一次世界大战爆发，其间，英国与大多数欧洲国家中，结核病死亡率大幅上升。造成这一后果的主要原因是拥挤不堪的居住条件、住房短缺、营养不足，而1918年西班牙流感大流行使得情况雪上加霜。战后，在20世纪20年代，一些国家将卡介苗接种作为结核病预防工作的基石，但是再一次，各个国家的政策大相径庭，和此前在预防性白喉疫苗接种方面的情况极为相似。

在巴黎慈善医院，卡介苗从20世纪20年代初开始得到广泛使用，工作人员将疫苗与牛奶混合，给新生儿口服。在斯堪的纳维亚各国，有些人从一开始就支持接种卡介苗，他们竭尽全力以确保其得到广泛应用。重要的支持者之一是丹麦国家血清研究所（SSI）主任约翰内斯·霍尔姆（Johannes Holm）。在丹麦，尽管卡介苗大规模使用是在第二次世界大战结束后才开始，但SSI在1927年就已经开始生产卡介苗。另一位重要的支持者是瑞典哥德堡大学的儿科教授阿维德·瓦尔格林（Arvid Wallgren），他在向整个瑞典推广卡介苗接种方面发挥了重要作用。1927年，他也开始为感染者的亲属接种疫苗。斯堪的纳维亚诸国进行疫苗接种的方式与法国不同。在法国使用的是口服疫苗，而在斯堪的纳维亚诸国则是皮下注射。

　　德国也使用过卡介苗，不过只用了一段时间。德国的卡介苗接种始于1925年，6年后被叫停。在德国北部的吕贝克镇，72名儿童在接种疫苗后于一年内死亡。尽管随后的调查发现，造成事故的原因是特定批次的疫苗受到污染，但是当时爆发了强烈抗议，卡介苗的接种不得不终止。吕贝克镇的悲剧对许多从未相信过卡介苗的研究者和医生来说，无疑是一个攻击卡介苗的利器。

　　在英国也有许多人对卡介苗持怀疑态度，他们的研究似乎给卡介苗的安全性和有效性投上了重重疑影。众所周知，在丹麦和瑞典的疫苗使用非常有效，但就是有许多英国人不愿意相信。他们指出，毕竟在斯堪的纳维亚各国没有进行对照实验，所以无法确定丹麦或瑞典在控制结核病方面取得的成功有多少可以归因于疫苗的效果，又有多少要归因于这些国家的高卫生标准和充足的病床供应。伦敦著名的卫生流行病学家格林伍德少校（Greenwood）认为卡尔梅特从法国得到的数据在科学上毫无价值。历史学家琳达·布莱德（Linda Bryder）指出，在北美印第安人中进行了极具说服力的卡介苗实验，却被当时的英国人视为不太可能适用于英国！

　　英国人普遍对卡介苗持怀疑态度，不仅因为他们怀疑卡介苗的安全性和有效性，也有道德和判断方面的因素。研究一下同一座城市内不同地区的结核病死亡率，便可发现，贫困地区的结核病死亡率要比富裕地区的高很多。20世纪20年代的卫生官员们并不一定会认为这应该归因于人们在生活物质和环境条件上的差异，而是像维多利亚时代的前任们一样，很可能会认为这是因为贫困人群的生活方式不正确，其根源就在于那些贫困人群既无知又粗心。布莱德指出，当时的结核病医生认为，之所以贫民窟的结核病死亡率较高，是因为其生活方式错误，所以专家们希望促进贫民改变其生活方式，并提供人为保护，来避免贫民的自我放纵。如果染上结核病在很大程度上是那些人在选择生活方式上无知，政府就必须教导他们什么对他们有利，教他们学会自控。人民必须学会为自己的健康负责，了解健康饮食的重要性，并改变生活方式，呼吸新鲜空气，锻炼身体。专家们认为，多年的实践已经证明这些措施行之有效。专家们还觉得，接种卡介苗不仅会给人一种错误的安全感，还会减少人们改变生活方式的动机。

此外，反对普遍接种结核病疫苗的另一个原因是，卡介苗接种威胁到了医生的职业操作和经济利益。许多结核病专家都在专科疗养院担任医疗主管，所以，不难想象，他们会倾向于对预防性疫苗接种的证据持怀疑态度，更何况这些证据似乎也并不是那么可靠。

许多美国结核病专家的观点与英国同行的观点基本相同。美国和英国一样，卡介苗的使用也较少，他们认为，大规模接种疫苗会干扰已有的医疗行业，而且可能会诱使人们产生一种错误的安全感。英国和美国的结核病专家都没有讨论结核病疫情的严重性，基本上忽视了卡介苗的使用。

第二次世界大战爆发时，英国每年仍有数万例新的结核病例被确诊，死亡人数超过 2 万人。正如一战期间一样，结核病的死亡率在战争期间上升了。欧洲大陆的情况更为严重，因为许多国家都在纳粹占领之下，人们流离失所、无家可归，人口过度密集、营养不良的情况十分严重，因此，结核病的发病率迅速上升。当时中立的瑞典仍处于抗结核疫苗接种的前沿。瑞典福利制度一直在扩大和强化，预防保健正是其中的一个重要组成部分。1944 年，瑞典立法要求所有在结核菌素实验中呈阴性的教师和学童都接种疫苗。在瑞典以及战争结束后的丹麦和挪威，卡介苗接种覆盖率迅速上升。

在战争期间，英国当局意识到，环境所迫，他们不得不重新考虑卡介苗的接种。新开发的 X 射线技术，即大规模微型放射照相术，令政府有能力对整个国家的民众进行结核病早期症状的筛查。首先，英国对军队新兵和从事对战争至关重要的行业人员进行大规模放射线扫描检查，这有助于阻止疾病传染，但同时也意味着需要额外的设施来隔离和治疗感染者。这就出现了一个问题，在战争期间和战后（放射线检查的范围扩大到了平民），结核病疗养院的工作人员严重短缺。布莱德说，当时女性不愿加入这一职业，害怕被自己护理的患者感染。她们的担心似乎不无道理，因为在实践中，护士的感染率的确偏高。因此，1943 年，结核病专家开始敦促卫生部重新考虑大规模的卡介苗接种。

此后，人们的观念慢慢发生了转变。在 1949 年的英联邦和帝国结核会议上，一些代表认为应在英国殖民地引入疫苗接种，因为总体来说，当时殖民地的医疗设施永远无法与英国本土媲美，所以，大规模的疫苗接种对殖民地的好处就特别明显。1949 年，英国向护士提供了卡介苗接种，此举折射着观点的缓慢转变。一年后 MRC（医学研究协会）开始了一项针对 56 000 名学童进行的实验。1956 年，这项实验得到了第一个结果：疫苗接种提供了保护，效果显著。但到那时——实际上是三年前——儿童的大规模疫苗接种已经在进行中。

尽管医疗行业有组织地表示反对，新的工党政府仍然制定了一项国民保健服务计划，加强了预防保健的投入。

这种预防保健投入也符合瑞典政府进一步发展该国的福利制度的计划。

在东欧，第二次世界大战结束后，结核病卷土重来造成的破坏尤为严重。1946 年，丹麦的一个救援团在波兰四处巡查，发现结核病疫情十分猖獗，而各地设施却完全不足以处理这一问题。尽管从理论上来说，可以使用大范围的放射线照相术筛查人群，但该国的电力供应不稳，意味着机器的使用权为有限。在美国，科学家们已经研制出了一种抗生素（链霉素），可以用来治疗结核病，但这种抗生素的供应极为短缺，因此，卡介苗接种似乎成了唯一可行的方法。

1947 年初，丹麦红十字会的一个小组开始给波兰儿童接种结核菌素阴性疫苗，在运动开始的最初 6 个月内，就有 46 000 名儿童接受了疫苗接种。此后不久，联合国儿童基金会（UNICEF）表示愿意支持丹麦人所做的拓展工作。此前，该基金会已经在一些遭受破坏的欧洲国家为儿童提供了饮食方案。

与此同时，新的国际卫生组织（WHO）也正在规划中。在 WHO 正式成立之前，结核病就已经被确定为它必须处理的优先事项之一，而且在 1947 年还成立了一个"结核病专家委员会"，丹麦血清研究所主任约翰内斯·霍尔姆被任命为主席。霍尔姆仍继续在哥本哈根工作，不过他将负责联合国儿童基金会支持的结核病项目，在该项目中，卡介苗接种将是一个重要的（但不是唯一的）方法。他的双重身份有助于避免联合国儿童基金会和 WHO 之间因为服务领域而产生争端。到 1948 年初，挪威和瑞典的救援组织同意与丹麦人合作，并建立了名为"联合企业"的机构，总部在哥本哈根，除了在该领域开展工作外，还努力将检测和疫苗接种程序标准化。1948 年，联合国儿童基金会的执行委员会同意出资 200 万美元，支持这家联合企业在欧洲开展工作；此外，联合国儿童基金会还为亚洲、非洲和拉丁美洲的疫苗接种活动提供 200 万美元。1948 年 7 月 1 日，联合企业（后来更名为国际结核病运动，简称 ITC）正式接管了丹麦红十字会最初的各项活动，他们使用的卡介苗由丹麦、瑞典、法国、印度和墨西哥的实验室提供，所有这些实验室都已获得 WHO 新的生物标准化委员会的批准。

由于卡介苗只能作为一种液体形式的活疫苗进行接种，

且对光和热敏感，并且只有几周的有效期，因此有效的物流运输变得至关重要。疫苗必须迅速从实验室运送到使用地点。最初，由丹麦红十字会提供一架专门装备的小型飞机将这种疫苗运送到现场。随着项目的进展，这一运力不足以胜任工作。1949 年 1 月，美国空军借给联合企业一架 DC3 货机。直到 1950 年，商业航班才能提供足够可靠和频繁的疫苗运输。

这一项目执行到 1951 年 6 月 30 日，此后纳入了 WHO 的常规方案。联合国儿童基金会负责疫苗供应，各国政府负责管理各自领域内的方案。这一模式在 1955 年 WHO 开始实施疟疾根除方案时再次得到应用。

在为期三年的卡介苗接种运动中，ITC 在 22 个国家以及巴勒斯坦难民营开展了结核菌素实验，并实施了卡介苗接种方案。据说有 3 000 万人接受了初步的结核菌素实验，近 1 400 万青少年接种了疫苗。尽管有各种困难，这三年里平均每天都有 27 000 次测试和 12 000 次疫苗接种。

在一些国家，这次卡介苗接种运动遇到了阻力。例如，在意大利，项目组几乎没有什么工作可以做，因为那里的公共卫生当局想要的是进行研究，而不是开展这样的运动，医学界也对此表示反对。在墨西哥，检测和疫苗接种开始不久就停滞不前，然后重新开始，然后又停止了，显然是因为有传言说疫苗已经造成了一些死亡。

1948 年，印度政府宣布，由于结核病在这个新独立的国家出现了流行可能，它将启动本国的卡介苗实验接种计划。印度官员联系了 ITC。1949 年初，一群来自斯堪的纳维亚各国的医生抵达印度，任务是在全国的城市中心向印度医生示范操作卡介苗接种。虽然这些医生最初打算在印度仅停留 6 个月，但实际上他们一直待在印度，直到 1951 年 ITC 被纳入 WHO——儿童基金会的定期活动之中。此后，印度当局接管了卡介苗接种的责任，并在 WHO 的技术支持和联合国儿童基金会的大规模财政支持下开展工作。印度的疫苗接种计划分阶段进行，第一阶段测试 7 000 万人，预计到 1961 年将测试 25 岁以下的全部人口（约 1.7 亿人）。人们的预期是，给所有检测为阴性的人接种疫苗，这将需要整整十年的细心工作。

对于国际公共卫生专家来说，在印度的疫苗接种运动是一个相当大的挑战，等于将战后欧洲发展和实施的一种工作方式移植到一个截然不同的、贫穷、炎热、人口稠密的国家环境中。因为并不是每个人都相信卡介苗的安全性或有效性，WHO 专家希望运动尽可能标准化。哪怕只是有一点点失败，都有可能招致越来越多的人的反对，所以必须不惜一切代价避免任何失误。

项目实施过程中，印度各地的条件与上述工作压力之间存在巨大分歧，根据标准协议开展的协调工作极具挑战性。人们很快不得不妥协于当地的条件，在欧洲版本的基础上修改程序。在这种情况下，人们仅仅进行一项结核菌素实验，用以确定一个人是否应该接种疫苗（而欧洲版的程序需要满足两个条件）。严谨的统计数据收集也不得不放弃。此外，在欧洲，虽然只允许合格的医务人员（医生和护士）接种疫苗，但由于印度医务工作者严重短缺，这在印度根本不可行。因此，在医生的监督下，非专业的疫苗接种员进行了接种工作。

当时，卡介苗预防结核病感染的有效性证据仍然不完全令人信服。已报道的实验结果含混不清，当然也不能提供有力的证据来说服英国和美国诸多的怀疑论者。在纽约市，W.H. 帕克（W.H.Park，纽约市卫生局研究实验室主任，在对抗白喉方面非常成功）于 1927 年开始了对卡介苗的实验，实验结果与在美国印第安人的实验结果完全不同。帕克和他的同事们坚信他们的实验结果是正确的，疫苗无效。此后，英国和美国持怀疑论的研究人员继续研究结核病疫苗替代品。例如，在洛克菲勒基金会的支持下，20世纪30年代在牙买加测试了一种替代的灭活疫苗（没有成功）。由于深信应对结核病最有效的方法是检测、追踪接触和治疗，美国专家们继续反对大规模接种疫苗，并引用英国人早些时候也曾使用过的论点来证明自己的观点：疫苗接种会破坏现有的识别和治疗感染者的方案；如果每个结核菌素实验阴性的人都接种了疫苗，那么他们的实验将不会再有效，追踪感染源的最佳方法也因此被剥夺了，等等。20世纪40年代，链霉素已经可以用于治疗结核病，绝大多数美国医生都倾向于选择治疗而非预防。甚至到了20世纪50年代，仍有人声称没有确凿的证据证明卡介苗的有效性。的确，在引进该疫苗的国家，这种疾病发病率有所下降，但人们永远无法确定这种下降多大程度上是由疫苗引起的，多大程度上是由于其他抗结核措施造成的。此外，有几个国家（包括冰岛和荷兰）很少使用卡介苗，但他们的结核病的发病率也有所下降。

美国和英国的专家对结核病疫苗在本国的价值表示怀疑，但他们认为，在热带国家，结核病对健康的威胁要大得多，且诊断和治疗的设施也有限，这种疫苗可能有用。例如，在巴西的圣保罗和里约热内卢等城市，结核病是导致20世纪30—40年代死亡的主要原因，致死人数超过伤寒、梅毒、白喉或麻疹。此后，巴西开发了自己的卡介苗，从20世纪40年代中期开始，疫苗接种运动大大减少了结核病死亡人数。

尽管证据尚不确定，但联合国儿童基金会和WHO承诺在西欧和北美以外的地区为人们接种卡介苗。疫苗接种是国际结核病控制工作的一个重要因素，不过不是唯一的因素。而且WHO内部（不是联合国儿童基金会）对疫苗接种应该发展到何种程度存在怀疑。但WHO资金不足，无法制定和实施任何替代战略。大规模的卡介苗接种至少相对便宜，具有可行性。但要说服那些怀疑者，还需更有说服力的证据，而要获得证据，就必须进行专门的研究，因此在20世纪50年代中期，这种专门的研究正式开始。

稍早有人提出，疫苗的效用似乎因地而异；随后，对从许多地区收集的数据进行重新分析，结果显示，大规模疫苗接种对结核病发病率的影响确实差异颇大。一些地区的研究发现疫苗大约提供了80%的保护作用，而另一些地区研究则根本没有发现有任何保护作用。这种现象，从理论上来说，很能引发人们的兴趣，但是对WHO而言，就不那么有意思了，

WHO 被置于一个两难境地。

印度本应是卡介苗证明自身价值的最佳地点，然而结果显示并非如此。此前就有人提议在印度进行实验，根据这项提议，1968 年，在钦格耳普特区（靠近金奈／马德拉斯），开始了有史以来规模最大的卡介苗实验。该实验由印度医学研究理事会实施，由 WHO 和美国公共卫生服务组织机构提供支持，其目的是确定卡介苗在热带条件下能否发挥作用，并且能一劳永逸地解决结核病疫情问题。当时卡介苗接种的问题是，最正面的评价来自需求最低的国家；而来自贫穷、热带地区的证据充其量是模棱两可的。之所以选择这个地区作为实验地点，是因为那里的人群中普遍存在"低等级敏感性"。

"低等级敏感性"是在 20 世纪 50 年代提出的概念，一直就是麻烦的代名词，该概念指代的是在某些地区，结核菌素的检测结果通常模棱两可："信号太弱"，不足以表明感染了结核菌，但是很明显也不是什么都没有，肯定有某种问题存在。据认为这是因为被检测者感染了与引起结核病的细菌有关的某种细菌。世界上有许多种分枝杆菌，其中一些在土壤中很常见，但是根本不会致病，这些分枝杆菌可能提供了一些抵抗结核病的保护，也就可能抑制了疫苗的工作。在实验中，如果有这种"低等级敏感性"的人，疫苗接种的明显效果就会降低。"低等级敏感性"人群也许就是导致以前各种研究出现差异的原因吗？

在钦格耳普特进行的新实验中，既有"低等级敏感性"人群，也有测试结核菌素阳性的人群，实验方法经过了独立研究专家的仔细审查。1977年，第一个研究结果出现了。令印度当局和WHO感到震惊的是，在这次实验中，"低等级敏感性"人群身上，看不到疫苗的任何保护作用！

然而WHO和国际公共卫生组织不愿放弃卡介苗，他们引用了各种各样的观点，如不同的人群存在着基因差异；实验是在成年人中进行的，因此有理由相信疫苗对儿童更有效；还有一点，也许是最重要的一点，这是最便宜的对付结核病疫情的方法——抗结核药虽已上市，但价格太高，无法在热带地区广泛使用。

卡介苗接种被纳入了常规的疫苗接种方案，即WHO和儿童基金会在20世纪70年代初制定的"扩展免疫方案"。尽管这项规模最大的实验出示的证据对卡介苗不利，医学界人士的观点却改向支持卡介苗接种。后来的研究证实，卡介苗确实可以预防5岁以下儿童感染严重的结核病，而且令人惊讶的是，对麻风病也有预防作用！这可是完全不相干的两种疾病啊！

但是现在，结核病正在卷土重来，HIV阳性的人群中情况尤其严重。人们正致力于寻找一种新的更好的疫苗。

盘点：最早的数十年

我试图围绕3个主题来陈述疫苗接种的开端。

第一，我们应该把疫苗看作是保护人民健康的工具，是一种公共卫生技术，而不是像通常那样将疫苗视为某种独一无二的事物，这样我们才能更好地理解在一个世纪前，疫苗并不像现在一样为人熟知时，人们是如何评估它们的。把疫苗当作工具，也有助于我们考虑其真正的效果或用途，而不是其表面价值。在日常生活中，我们能以各种方式来使用工具，就好像"你能想到一个桶有多少种用处"。换句话说，这种观点扩大了我们可以合理提问的范围，我们可以区分一种技术（任何技术）和它的特定用途，我可能认为这项技术很有价值，但我质疑一些人使用它的方式。

第二，预防性接种不仅仅可以用来对抗天花，还可以对付很多其他疾病。人们花了很长时间才慢慢接受这一观点。让人们慢慢接受抗毒素除了用于治疗白喉，也可用于预防白喉这一过程，绝非易事。许多人认为当时的控制方法已完全足够，抗毒素治愈疾病的情况清晰明了，而预防性疫苗接种的效果需长期观察，而且必须有覆盖大量人群的数据支持才能显现。只有当人们对免疫有更多的了解，知道了什么是无症状携带者，有了更安全的类毒素血清和针对敏感性的锡克检测之后，人们才会接受预防性疫苗接种的想法。在第一次世界大战期间，伤寒疫苗接种的成功让公共卫生官员相信，这是一种可以更广泛地用于预防疾病的工具，但后续发展并不尽如人意。尽管自19世纪初开始抗毒素就已用于治疗白喉患者，但直到20世纪20年代，抗毒素才开始大规模用于预防，而且直到彼时，仍有许多人不相信其预防功效。

即使在20世纪20年代，医学界对用细菌学相关知识来解决健康和疾病问题的方法仍有分歧，也并非所有人都信服这一新的学科。有些人认为科学家对细菌学的投入太多，专一于细菌学，可能意味着对体质或环境因素的关注减少。细菌学的出现，让人们在实验室而不是在临床来研究疾病的关键因素，对于这种改变，一些临床医生颇为警觉，为了扭转势头，他们着手建立专门的"临床科学"。一些从事临床科学研究的机构，如1914年开业的洛克菲勒研究所医院，就很有象征意义。1924年,《临床研究杂志》创刊编辑艾尔弗雷德·科恩（Alfred Cohn）强调，虽然细菌学对流行性疾病的控制至关重要，但这并不是医学实践的主要目标和本质。正如对疗养院治疗的根深蒂固的偏爱所表明的那样，出于许多原因，不论是在治疗还是在疾病预防上，许多医生倾向于依靠以前的老办法。

第三，传染病防治已有数百年的历史，其实践操作一直受着鲜明的政治立场和意识形态的影响。结果就是，当新的血清和疫苗研发出来时，疫苗的分配方式受到不同国情（以及国际竞争）的影响。一个愿意对抗白喉或任何其他传染病的政府能发挥的作用有多大？国家干预又是否合法？一个政府——中央、地区或市政——有哪些行政工具可供使用？医学界的态度又是什么？人们之所以对预防措施持怀疑态度，是否可能是因为它与执业医师的行业利益冲突？医生是否支持把预防措施当作自身职业的补充助力？大规模疫苗接种伊始，人们就开始忧心忡忡，有人担心中央和地方政府的职能和行动范围之间的界限不再明晰，也有人不愿意公共预防措施侵扰医学界认为属于私人诊所的职业领域。

当年，这些议题和争论引起了世人的关注，使得有些人支持疫苗接种，有些人反对，即使到了现在，这些反对的观点仍有市场。20 世纪 20 年代英国提出的反对大规模结核病疫苗接种的原因之一是"个人责任"：他们认为，如果某人感染了某病，那是他 / 她自己的错，是他 / 她自己缺乏自控，是他 / 她自己选择了错误的生活方式，所以，如果给他们接种疫苗、给他们提供保护，只会减少他们反思和改变行为的动机。近一个世纪以后，人们用同样的论调来反对人类乳头状瘤病毒（HPV）疫苗的接种。

第六章

政策：疫苗与冷战

国家特质 vs 意识形态

疫苗问世的最初几十年间，武装冲突是促进疫苗开发的最重要的刺激因素之一。第一次世界大战开始后，伤寒菌疫苗的疗效曾给军事指挥官们留下深刻印象，而战时的恶劣环境也促进了疫苗的使用。但是，战争即使结束，也不意味着公共卫生问题可以就此退居幕后。在那些因轰炸和侵略而不得不屈服的国家里，大量人口无家可归、营养不良，而这些都确定无疑会导致传染病传播，新的卫生紧急情况便会紧接着出现。这个模式如今已经广为人知。

第二次世界大战结束后，各种传染病在中欧与西欧国家肆意滋生，结核病蔓延的情况尤其令人心惊。在当时，尚无办法发现和治疗每一个患者，所以使用卡介苗以控制此病的传播，其好处非常明显，即使对卡介苗持怀疑态度的医生也无法否认。就算是没有触及结核病发病的社会原因，接种卡介苗似乎也是当时境况下应对结核病最有效的解决方案。同样，在英国，这种糟糕的情况促使人们对疫苗进行了重新评定。

战争结束后的几年里，英国人对疫苗的怀疑态度首先因为物资短缺而不得不让步，之后又因为要建立国家福利的新政治制度而遭到压制。可以理解的是，在20世纪二三十年代，许多国家因政治观念不同、行政构架不同以及医生行医模式不同，所以在对待疫苗使用上的看法和方式也有所差异，但是到了20世纪50年代，这种差异似乎已经消失，各国对待疫苗的态度空前一致。

然而，第二次世界大战结束后的数年间，工业化世界日益两极化。中欧和东欧各国实行中央计划经济体制，而西欧各国实行自由市场经济体制，双方在政治意识形态、行政及政治实务、生产方式、社会服务和言论自由及其他很多方面都产生了分歧，不可避免的，他们对公共卫生的看法也有所不同，对疫苗的态度也因此又回到各说各有理的状态。到目前为止，就疫苗的部署而言，战后几十年的情况所显示的，也许与其说是意识形态对疫苗使用影响的弱化，不如说是一种新的秩序掌控了疫苗的发展。所以现在的问题是：这些新政治格局是如何影响疫苗这个公共卫生技术的应用的呢？

是的，现在的问题在于疫苗的应用，而非发展。

在20世纪五六十年代，政治意识形态不同的双方都认为，"科学是进步的基础"；而阿尔伯特·沙宾（Albert Sabin）的脊髓灰质炎疫苗的研发和使用的历程表明，科学家们已找到了一些方法，绕过政治设置的障碍，进行科学信息的交流。但是公共卫生政策与疫苗研发的情况不同，正如历史学家多拉·瓦格（Dora Vargha）所说："虽然活性脊髓灰质炎疫苗的研发是双方科学家穿透铁幕紧密合作的结果，但是疫苗的使用却仍在冷战的影响下，踏上了泾渭分明的道路。"公共卫生在国内以及在新建立的国家该如何发展，东西方的看法各不相同，直到20世纪50年代，他们都一直企图在世界各国宣传自己的思想，施加自己的影响。意识形态分歧双方的政治家都认为，如果他们在控制流行病、拯救生命等方面取得显著成功，就能展现其政治制度的优越性。

冷战中的唇枪舌剑

冷战时期两个集团的代表都出席的国际舞台上，紧张的局势十分明显，有关国际公共卫生的讨论也不例外。1946年春天，18位专家在巴黎会面，计划为战前成立的国际联盟卫生组织（美国从未加入这个组织，苏联也已经被除名）策划一个继任组织。几个月后，在纽约举行的一次有各国政府代表出席的大型国际会议上，代表们就是否成立一个新组织进行了讨论。会议结束时，61个国家签署通过了将在1948年4月成立的世界卫生组织（WHO）的章程。这个新组织的总部将设在日内瓦；每年举行一个"全体大会"，即世界卫生大会（WHA），来处理本组织的预算、活动的范围以及各大洲区域办事处等事宜。起初，WHO羽翼未丰，仍继续完成其前身组织的工作，但很快便设定了新组织的优先事项计划——疟疾、妇幼卫生和结核病，这个优先事项列表一直延续到现在，没有什么改变。

不过冷战双方很快出现了新的政治分歧，分歧如此之大，几乎撼动了WHO的根基。苏联及其盟国在WHO一成立时便加入了，但几个月后便告退出（尽管WHO的章程不允许真正地退出）。东欧集团国家声称，该组织的工作与他们的预期不符；该组织的行政成本过高；该组织由美国掌控。

    WHO 在 20 世纪 50 年代的主要活动，即 1955 年启动的全球反疟疾运动，确实是由美国发起的，而且，在两三年内，这个计划发展成 WHO 组织的活动中影响最大的一个，由一个专项基金资助，在 50 多个国家铺开。此前，美洲各地费了很大力气消除疟疾，WHO 的巴西籍总干事、寄生虫学家马格林诺·坎道（Marcelino Candau）对在全球开展运动的观点很感兴趣。艾森豪威尔总统也相信，如果美国支持这一运动，将会有效降低共产主义在非洲和亚洲日益增长的影响。在这两年，美国承担了这项庞大的国际项目的费用，耗资数百万美元，有数百人参与该项目。与此同时，该项目的重点逐渐从简单的控制疟疾，进展到彻底消灭疟疾这一更雄心勃勃的目标。由于当时没有疟疾疫苗，也就没有实行大规模的疫苗接种，该项运动主要通过清除蚊子的沼泽繁殖地、向房屋喷洒滴滴涕（DDT）等方式来消灭蚊子，并向村民提供蚊帐，让他们在睡觉时免遭蚊虫叮咬。在这样的整治下，乐观者认为疟疾将在几年内被根除。

    1957 年，苏联及其盟国重新加入 WHO，督促该组织重新考虑优先事项。1958 年，参加世界卫生大会（WHA）的苏联代表团由苏联病毒学家兼卫生部副部长维克多·日丹诺夫（Victor Zhdanov）率领。日丹诺夫向世界卫生大会建议，WHO应优先致力于消灭天花。尽管苏联卫生基础设施薄弱，但多年前就已成功地阻止了天花的传播。然而，入境的旅客不断地把这种疾病带入苏联境内，苏联的耗资巨大的疫苗接种方案就不得不一直实施下去，没办法终止。日丹诺夫认为，如果一个国家80%的人口接种了疫苗，该国内的天花就会停止传播；如果能够在全球范围内实现这一目标，以后世界各地就都可以停止接种该疫苗。

虽然大会接受了日丹诺夫的建议，但世卫总干事对此并不热心。WHO仍然致力于消灭疟疾，这一投入得到了WHO的最大捐助国美国的支持。坎道本人不仅对根除天花的可行性持怀疑态度，而且也不愿看到用于防治疟疾的资源移作他用。因此，尽管根除天花在1958年正式成为WHO的一项优先事项，但实际上WHO并没有投入任何资源。其后的每一年，苏联代表都对此事项缺乏进展表示失望。

到了20世纪60年代初，越来越多的证据表明疟疾防治运动终将失败。在美国，有人指控防疟资金被滥用，国内的政治支持也摇摇欲坠；国际上，疟疾防治运动的支持方也逐

243

渐意识到，此方案最终将不得不被放弃。这令计划的主导者和支持者美国处于进退两难的境地。1965 年，第一批美国作战部队抵达越南。美国对越南的军事干预严重损害了其在许多发展中国家的声誉。如果在国际公共卫生领域做出备受瞩目的贡献，应能有助于减轻美国在外交上声誉的受损，但根除疟疾运动再三衰竭，无法达成目标，于是美国政府急欲联合另一方人道主义势力，以争取支持。

因此，在 1965 年的大会上，美国代表团将注意力转向天花，与苏联结盟，主张齐心协力攻克这种疾病。他们要求世卫总干事拟订具体方案，提交给下一年的大会。方案提出时引起了激烈的讨论，不仅仅因为这一方案要求 WHO 大幅增加预算，还有许多难以解决的问题。让许多代表惊讶的是，大会以很小的支持优势接受了这项计划。谁将负责这个全新强化版根除天花计划？苏联代表团认为负责人应是苏联人，不仅因为该计划是他们国家的想法，而且因为他们是唯一一个能够大规模生产疫苗的国家。世卫总干事对此仍持怀疑态度，他认为负责人应是美国人。他要求美国卫生部长提名他们国家的某个人担任此职。最终选中的是时任美国疾病控制和预防中心监测科主任唐纳德·亨德森（Donald Henderson），让他前往日内瓦实施该计划并管理新 WHO 负责天花根除的部门。

冷战时期的实践：脊髓灰质炎疫苗

冷战中，每个集团都热衷于利用一切机会向另一方炫耀自己在技术和道德上的优势。但是，这种在诸如世界卫生大会这样的国际论坛上炫耀所带来的浮夸的定位，并不能体现该集团在公共卫生方面的实际操作，也无法显示在疫苗使用方式方面的变化。有个例子，即从 20 世纪 50 年代中期开始使用的脊髓灰质炎疫苗，可以揭示疫苗政治的变化。脊髓灰质炎疫苗的应用，与前一章讨论的白喉和结核病的例子正好相反。认真研读一下，我们可以从其开发和使用中学到什么？国家特质是在进一步弱化，还是被意识形态的两极分化所取代或覆盖？

虽然在 19 世纪晚期暴发过脊髓灰质炎疫情，但这次受害者大都是 6 个月至 4 岁的儿童。在幼儿中，这种疾病往往表现为流感样症状，瘫痪的病例很少。据第一次大规模疫情记录，在 20 世纪，脊髓灰质炎感染的规模和严重程度都发生了剧烈变化，美国受到的影响尤其严重，1916 年席卷纽约的流行病引起了大范围恐慌。成千上万的人逃离了这座城市，剧院和电影院都停止营业，孩子们被告知不要去公共场所，最重要的是不要喝街头喷泉里的水。

疫情延续到第一次世界大战期间。此时，公共卫生当局倾向于使用与控制其他传染病相同的工具，以同样的方式来控制脊髓灰质炎蔓延。人们想当然地认为，这种疾病是卫生条件差、缺乏卫生设施和贫穷造成的。因此，针对控制流行病的既定措施包括清除和清扫贫民窟、限制人口流动，有时还包括隔离贫民区。但是这一次这样做并没有什么效果。脊髓灰质炎不断地卷土重来，每年夏天，美国的某些地区都会受到侵袭。1949 年，一场特别严重的脊髓灰质炎大暴发肆虐美国，总共出现了 42 173 个病例，其中 2 720 人死亡。在英国，尽管感染人数要少得多，但感染率也在战后不久达到峰值。1947 年，英格兰和威尔士有近 8 000 个病例，是一年前的 10 倍。人们不清楚为什么会发生这种情况。一些人认为这是 1947 年的夏天异常干燥的结果。其他人则将此归咎于食品配给不足和营养不良。但也有人猜测是由于归国士兵带来了一种新的、更致命的菌株。到 20 世纪 50 年代，脊髓灰质炎已经成为英国的一个主要公共卫生问题。

在那之前，美国的研究人员已经在了解这种疾病方面取得了相当大的进展。20 世纪 20 年代，人们已经清楚地认识到不能用旧的方法控制传染病的传播，因为受影响最严重的是中产阶级社区，而不是贫民社区。到 20 世纪 40 年代，由于世界不同区域都进行了流行病学研究，人们对传染病的诱因有了更好的了解。婴儿生下来就会从母亲那里获得被动免疫力。随着这种能力的减弱，卫生条件较差环境中的儿童获得了来自环境的一些自然免疫力。而在较好的卫生条件下生长的婴幼儿，产生和发展对脊髓灰质炎免疫的机会更少。其结果是，人们要到儿童期晚期或成年期才会感染脊髓灰质炎病毒，那时感染者更有可能出现麻痹症状。

20 世纪二三十年代，各种新的治疗方法纷纷出现。人们认为其中一种血清疗法可以降低导致瘫痪的感染风险。然而此时，脊髓灰质炎在出现麻痹症状之前，很少能得到确诊，而到了出现麻痹症状的阶段，血清治疗不再有效。在 20 世纪 30 年代，患病儿童通常在疾病的急性发作期和恢复期被固定起来：他们有时被绑在木板上长达数月，由父母背着四处走动。后来，澳大利亚的一位护士伊丽莎白·肯尼（Elizabeth Kenny）修女反对肢体固定疗法，并因批判这一疗法而著名。她提出的替代疗法在 20 世纪 40 年代开始流行，用物理疗法热敷和各种肌肉训练来恢复萎缩的肌肉。

脊髓灰质炎感染最严重的情况是控制呼吸或吞咽的肌肉出现麻痹。一种称为"铁肺"的人工呼吸装置挽救了许多原本会死亡的重症患者的生命。不幸的是,第一批铁肺极其昂贵。在 20 世纪 30 年代,一个铁肺的价格约为 1500 美元,与一套普通住宅的价格差不多。到 20 世纪 40 年代末,铁肺应用越来越普遍,许多医院的病房里都配备了这一设备。铁肺的确挽救了生命,但患者仍要被关在金属舱内数月或数年,有时甚至是终生。即使有铁肺,脊髓灰质炎重症患者的死亡率也很高。金属舱内的居住者通常是成年人,包括孕妇,一些孕妇甚至在里面分娩。

第二次世界大战之后的几年里,越来越多的地区(不仅有北美、澳大利亚和欧洲,还有拉丁美洲、中东、苏联和亚洲)不时地受到日益严重的脊髓灰质炎的侵袭。这一回,人们从幸存者的血液中提取出一种新的含有对抗脊髓灰质炎的抗体血清。人们认为这种血清可以阻止脊髓灰质炎的传播,降低这种疾病的严重性。这种血清在阻止麻痹性脊髓灰质炎病情恶化方面的确能起到大约 80% 的效果,然而,不幸的是,它提供的免疫力似乎只能持续大约 5 个星期,因而每次流行病暴发时人们都需要注射一次疫苗。此外,尽管这种抗体血清在美国得到广泛使用,但其生产过程耗资巨大、耗时日久。

在这种背景下，索尔克（Salk）脊髓灰质炎疫苗问世。1955 年，在实验结果公布后的 2 小时内，该疫苗获准在美国使用，人们立刻着手为 500 万美国儿童接种疫苗做准备工作。没有任何迹象表明美国医生仍然像对接种卡介苗那样，对索尔克脊髓灰质炎疫苗也持有怀疑。

脊髓灰质炎在美国流行的严重程度是其他任何地方无法比拟的。正如我们早些时候看到的，正是在这里，关于脊髓灰质炎的大规模研究正在进行。随着疫苗获得许可，欧洲国家也开始考虑接种脊髓灰质炎疫苗的可取性。他们最初的反应就像过去对开发新疫苗的反应一样，不同国家有不同的观点。欧洲不同国家的不同反应并非基于多年来因脊髓灰质炎而死亡或瘫痪的居民人数的不同。各国当局之所以采取行动，与其说是出于对历史的反思，不如说是迫于公众焦虑的压力。刺激疫苗使用的往往是最近的一波疫情，一场人们头脑中记忆犹新的危机。1952 年，丹麦遭受了一波空前严重的疫情冲击，当局迅速采取行动实施疫苗接种计划。荷兰起初比较犹豫，一直到 1956 年，荷兰也遭遇了一波严重的疫情，政府才决定采取行动，进口疫苗，并向所有 14 岁以下的儿童无偿提供疫苗接种。这一场疫情还促使荷兰政府完善疫苗接种方案以使其更加有效，具体措施是将以前的地方负责制纳入更加集中的国家免疫计划。

而在英国，政府当局最初的反应比荷兰更为积极，但当"克特疫苗事件"曝光时，他们犹豫了，觉得最好不要从美国进口疫苗，而应先在实验中使用本地生产的疫苗。2~9岁的儿童必须事先进行登记才能得到疫苗。但是，1956年开展的这项运动并非全力以赴，它针对的儿童群体中只有3%接种了疫苗。之后，专业人士的意见慢慢发生变化，公众的压力也不断积累，最终，1958年，英国政府认同了所有15岁以下的儿童都必须接种疫苗，优先选择的仍然是国产疫苗，比索尔克疫苗中使用的毒株侵略性更小的毒株。尽管自制国产疫苗的成本要比从北美进口疫苗的成本高，但人们认为这比进口疫苗更安全，因此增加成本合情合理。但是，与制造商的讨论表明，英国当时生产的疫苗数量不能满足国家计划，因此，英国不得不进口一些疫苗，这些进口疫苗将在英国接受额外的安全检测，且家长也有权拒绝让他们的孩子接种进口疫苗。尽管国家疫苗计划进展缓慢，但一旦有了足够的疫苗，在国民医疗保障制度的支持下，接种计划进展顺利。

面对疫情，或者是刚刚过去的疫情的回忆，欧洲各国政界人士面临着巨大的压力，需做出有效响应。但是他们启动有效响应、利用新疫苗的能力，取决于他们在卫生服务方面的影响力，而这又取决于国家在财政计划和组织工作中所起的作用。中央的控制和财政支持，使开展有效的大规模疫苗接种计划变得容易许多。因此，英国有了国民医疗服务制度，到19世纪50年代末，荷兰也有了中央组织的国家免疫计划。因为国家中央卫生服务行政管理非常薄弱，德国（西德）此时情况处于另一个极端，至少从欧洲看来是如此。西德没有联邦卫生部，仅仅只在内政部内有一个部门负责卫生事务，大多数公共卫生问题，包括疫苗接种，都是各州或地方政府的责任。每个州都需要自行颁发疫苗许可、获取疫苗、颁布有关如何接种疫苗的法律或法令。结果是，脊髓灰质炎疫苗一开始在一些地方能够免费接种，而在另一些地方必须付费才能接种。令情况更复杂的是，西德的许多高级卫生官员和科学家仍然不信任美国的疫苗研究，所以脊髓灰质炎疫苗接种计划启动得十分缓慢、覆盖面有限，在一些地区这一疫苗接种计划甚至偶尔陷入停止状态。

尽管冷战时期存在对美国技术的对立态度，东欧国家的反应仍和西欧一样迅速。捷克斯洛伐克和波兰很快就生产出他们自己的灭活疫苗，并与荷兰同时在1957年开始使用。1957年，匈牙利也遭遇了一场严重的脊髓灰质炎流行病侵袭，但它当时的情况与别国不同，仍处于几个月前革命被俄罗斯坦克强行镇压带来的震荡之中。虽然匈牙利已经制定了生产索尔克疫苗的计划，在 1956 年也派遣专家前往丹麦的血清研究所研究疫苗合成过程，但因政治和社会动荡，疫苗生产只能从 1959 年开始。与此同时匈牙利还采取了一些其他措施，并从加拿大进口灭活脊髓灰质炎疫苗。然而，进口索尔克疫苗并在国内生产疫苗的计划很快就被推翻。

当索尔克疫苗引入欧洲时，阿尔伯特·沙宾的减毒疫苗仍在测试中。1956 年初，一组苏联高级病毒学家前往美国了解脊髓灰质炎疫苗的生产情况，访问了索尔克和沙宾的实验室。经美国国务院和联邦调查局批准，沙宾（出生于俄罗斯）与列宁格勒（现在的圣彼得堡）的朱马科夫实验室建立了合作关系。正是通过这种合作，沙宾得以安排在苏联（以及规模较小的一些盟国）对他的疫苗进行大规模实验，而索尔克只能在美国进行实验。

沙宾疫苗在美国获得许可后，几乎立即投入了使用，取代了索尔克疫苗。这反映了当时一个广泛的专业共识，即沙宾疫苗起效更快、疗效更显著。制造商立刻跟风。除了荷兰和北欧国家的政府以外，大多数国家政府也紧随其后。在英国，使用索尔克疫苗的接种计划似乎效果良好，数百万人接种了疫苗，但是，专家们认为应该拥有沙宾疫苗，并且为紧急情况预留。1961 年 9 月，赫尔市暴发了一场严重的疫情，为应对这种紧急情况而储备的口服脊髓灰质炎疫苗被运往赫尔市，疫情很快得到控制。这一成功控制疫情的案例引起了政府健康部门对疫苗的重新思考，到 1962 年初，疫苗计划转向使用沙宾疫苗进行接种。

对中欧和东欧的共产主义国家来说，还有一个因素在决定从索尔克疫苗转向沙宾疫苗方面发挥了作用。他们转用沙宾疫苗，不仅仅是因为沙宾的口服脊髓灰质炎疫苗受到了专业人士的青睐，还因为沙宾的疫苗在意识形态上看起来更好，这要归功于它在铁幕那一边的根基。

在分裂的德国，冷战的对抗表现得尤为明显。西德，更具体地说，是柏林的西半部（拥有特殊的行政地位），制定政策时也会留意东德人的所作所为。1960 年 4 月，东德（德意志民主共和国）开始使用沙宾的脊髓灰质炎疫苗，不到一年的时间，几乎所有人都接种了疫苗。相比之下，西德只为其人口零星地接种了灭活脊髓灰质炎疫苗。这种成功和失败的结果不再只是公共卫生或挽救生命的问题，而是鲜明地反映了当时的意识形态制度。因此，西德明显落后于东德这一事实的影响，远远超出了对作为公共卫生问题的脊髓灰质炎的担忧。两个德意志国家之间的意识形态竞争是促使西德当局采取行动的一个因素。另一个原因来自国际社会的压力，因为西德的脊髓灰质炎疫苗接种覆盖率很低，这让该国代表在国际会议上格外尴尬。因此，西德政府采取了几年前在政治上不可想象的行动。此后，尽管西德各州在最初接种灭活脊髓灰质炎疫苗时行动极其缓慢而混乱，后来却争先恐后以最快速度、极为有效地引进了免费口服疫苗。此计划立即获得成功：1962 年，有 2 300 万人接种了疫苗，并且新发病例迅速减少。到 1960 年 6 月，全世界超过 5 000 万人接种了沙宾疫苗，他们生活在美国、加拿大、墨西哥、中国、苏联、捷克斯洛伐克、英国和其他欧洲国家〔还有非洲和拉丁美洲的几百万人接种了由科普洛夫斯基（Koprowski）和柯克思（Cox）研发的活疫苗〕。

在实践中进行合作

到 20 世纪 60 年代，天花或多或少已从美国和欧洲消失，但是，在拉丁美洲的部分地区、非洲，尤其是在亚洲，天花依然猖獗。西欧国家使用的液体疫苗在热带国家的高温下，活性保证期不超过一两天，因此在以上这些国家中，疫苗的使用受到了限制。不过，就在此前几年，伦敦利斯特预防医学研究所（Lister Institute of Preventive Medicine）的病毒学家莱斯利·科利尔（Leslie Collier）发明了一种大规模生产冻干疫苗的方法，这种疫苗可以与盐水混合后用于注射，在高温下可存活一个月左右，适合在炎热的国家使用。苏联建立了大规模生产冻干天花疫苗的设施，还有几个国家也能生产，只是规模较小。

有了热稳定疫苗，加上亨德森的领导以及 WHO 的"监测和遏制"新战略（该战略要求每周报告疫情并派遣特别遏制小组应对疫情），打击天花的方式改变了。在某些天花已成为典型性疾病的国家，那里的人们可获得冻干疫苗的供应。在西非和中非，疫苗接种很快取得了进展。1967 年 1 月至 1969 年 12 月间，在美国的物资和人力的支持下，中非和西非的 20 个国家和地区的 1 亿人接种了天花疫苗。1970 年 5 月，中非和西非报告了最后的天花病例，之后，那些地区再无天花病例的报告。

在世界其他各地，该计划的执行并非同样有效，进展也不均衡。当时每年仍有大约 10 万新的天花病例报告，其中 3

万~4万个病例发生在印度。如果要最终彻底根除天花，人们需要新考虑很多问题，此前的估计过于乐观。人们曾设想，如果一个社区80%的人接种了天花疫苗，天花的传播将会停止，现在看来，这一百分比似乎还不够。在印度，尽管疫苗接种率达80%或以上，但在一些地区，仍有天花病例出现。所以，目标必须是为所有人接种疫苗：100%的人口。

但是，天花疫苗接种运动即使有全球性的支持，甚至即使两个超级大国都提供支持，也不能保证就一定能成功。还有别的绊脚石：如地区冲突、民族主义者对外部干预的抵制，等等。这些问题在印度次大陆尤为严重。1971年的一场战争使孟加拉国脱离了巴基斯坦，数十万人被杀，更多的人，也许是以百万计的人，逃往邻国印度。区域主义、情绪高涨的民族主义以及种族和宗教分歧，都意味着WHO领导的方案在该区域难以顺利通过。直至1973年，这一地区每年仍有成千上万的天花新病例。印度次大陆成为国际关注的焦点，大量外国（主要是美国）医生兼流行病学家飞抵该地区。当时采取的战略是，在发现天花病例的村庄里，每个人都接种疫苗，这就是所谓的"围栏策略"，即不管是否早前接种过疫苗、不管是否已经免疫、不需要征得同意，所有人都必须接种。必要时，可采用武力给反对者进行强制接种。

消灭天花计划是一项两个超级大国携手合作的国际运动，不过在战略上，这项计划的分量还不够重，两个超级大国的领导层对此并不十分关注。两个超级大国有分工：美国提供大部分资金和技术人员，苏联提供大部分疫苗；也有合作：两国都有重要医学和科学人士参与项目，如亨德森（Henderson）和韦涅季克托夫（Venediktov）等，他们和平共处，完成目标。

另类视角

尽管苏联确实将根除天花列入了政治议程，但该国所求，并非只在根除某种疾病。在大多数国际会议上，苏联代表团在讨论未来公共卫生事务时，其重点颇为不同。1970年，带领苏联代表团出席世界卫生大会的维内迪科托夫（Venediktov）告诉各位代表，苏联希望就"国家公共卫生系统发展的科学或合理的原则"提出一项决议。据当时在WHO工作的苏格拉底·利齐奥斯（Socrates Litsios）回忆，这项提议引发了激烈的争论，焦点在于决议草案中提到的两个问题：政府应扮演的角色，以及医疗保健的收费问题。

苏联代表团认为，国家应承担提供健康服务的全部责任，应把该项工作列入国家计划；而美国代表团对此持反对意见，所以两国都必须做出让步。苏联代表团最初的构想还包括提供"尽可能高水平的、普遍可获得的、免费的医疗服务"，而这与美国那种几乎完全建立在付费和私人执业基础上的医疗体系格格不入。双方再一次妥协，于是大会通过的最后决议是："不论贫穷或富有，不论是否有其他障碍，均提供尽可能高水平的、普遍可获得的预防性和治疗性医疗服务。"

除了苏联及其盟国的代表团外，WHO 的许多工作人员也认为，优先扩大基本卫生保健，才能为世界提供最好的公共卫生服务。但是，扩大和改善基础卫生保健，和专心致力于消灭一种特定疾病（无论是疟疾、天花还是其他疾病），这两者该如何协调，实在很难想象。许多 WHO 的官员，尤其是在各区域办事处工作的官员，他们认为，关键的优先事项，必须是加强各国向其人民提供基本卫生服务的能力。从这个角度看，类似于消灭天花这样的计划，消耗了大量资源，是朝着错误的方向迈出的令人遗憾的一步。事实上，世界卫生大会投票决定启动"加强版"根除计划后不久，就有 WHO 的两名高级官员写信给各区域办事处，建议他们考虑从根除计划中挪用资金，用于加强各区域的基本卫生服务。他们认为，只有建立了基本卫生服务，并使各项服务充分发挥作用，根除方案才有可能取得成功。

20 世纪 70 年代，围绕着"应该先扩大和改善基本卫生服务，还是把消灭具体疾病作为优先事项"的争论一直在持续。这种所谓的"横向"方法和"纵向"方法的对立，对之后的免疫项目产生了很大的影响。双方的对立虽然植根于冷战政治，但反映的却非仅仅是冷战，双方各执一词，也许源于专业经验，而非政治意识形态。

1973 年，曾担任印度结核病控制规划顾问的丹麦热带病专家哈夫丹·马勒（Halfdan Mahler）成为WHO第三任总干事，他非常赞成将资源用于基本卫生服务，而不是"面子工程"，在这一点上，他同意苏联及其盟国提出的建议，但是在另一点，他的看法则有所不同。马勒希望主动权能自下而上，而不是像苏联提议的那样，遵循中央计划。在这段时期，根除天花运动进展缓慢，WHO 也开始规划符合马勒价值观和期望的公共卫生未来发展远景。

1975 年，WHO 和联合国儿童基金会共同发布了一份题为《满足发展中国家基本卫生需要的经验》的报告（简称《经验》），这份报告对WHO在之后数年的工作思路影响深远，批评了偏重于特定疾病而忽视贫穷、愚昧和肮脏才是发展中国家健康不良的真正根源的纵向方案。基于《经验》，在1976年的卫生大会上，马勒提出了"2000年人人享有卫生保健"的目标。

马勒的提议为1978年9月在哈萨克斯坦阿拉木图召开初级卫生保健会议铺平了道路。会议确认了《阿拉木图宣言》，强调健康对社会经济的发展至关重要，批评对那些无法惠及普通民众的先进医疗技术的依赖。《宣言》认为，初级卫生保健应成为公共卫生的基石，并且在必要时可利用非专业卫生人员，鼓励社区参与，与社会经济发展的其他方面相结合。1979年，世界卫生大会通过了该宣言，并达成一致意见，初级卫生保健是让每个人都能获得卫生服务的关键。

没过多久就出现了来自美国反对的声音。1979年，茱莉亚·沃尔什（Julia Walsh）和洛克菲勒基金会的肯尼斯·沃伦（Kenneth Warren）在《新英格兰医学》上撰文指出，尽管《阿拉木图宣言》的观点值得褒奖，但并不现实。为世界人口提供清洁水、营养补充品以及最基本的初级卫生保健所需要的费用极高，人们永远无法弄到这么多钱。沃尔什和沃伦介绍了"选择性初级卫生保健"的概念，即注意力和资源应集中于最严重的疾病，特别是那些有简单和有效的预防或控制措施的疾病。在此基础上，他们将疾病分为高、中、低三个优先级。高类别包括腹泻病、麻疹、百日咳、疟疾和新生儿破伤风；中等类别包括脊髓灰质炎、呼吸道感染、结核病和钩虫；而较低的类别，则是麻风病、白喉和利什曼病。选择性初级卫生保健应将疾病进行排名，能得到有效控制的排名最高的疾病应该优先处理，当然这还取决于是否已有证实有效的技术。应优先向孕妇提供破伤风类毒素，鼓励长期母乳喂养，向疟疾流行地区的幼儿提供氯喹，提供口服补液包，使用百白破疫苗和麻疹疫苗进行普遍接种。

新配置：麻疹疫苗

20世纪70年代早期，天花疫苗在美国和大多数西欧国家停止接种。不过在此之前，这些国家已引进了其他的新疫苗。如几年前的脊髓灰质炎疫苗一样，新疫苗的引进方式仍然受到了不同的疫苗接种传统、不同的国家行政方式和不同的意识形态的影响。

在19世纪的英国，麻疹夺走了10%~20%的染病儿童的生命。第二次世界大战后，抗生素的发现和使用使麻疹致死人数大幅减少。在英国，死亡人数从 1949 年的 300 多人减少到 10 年后的不到 100 人。到 20 世纪 60 年代初，当第一批麻疹疫苗在美国获得许可时，这个数字仍在继续减小。当时美国联邦政府刚刚开始参与免疫接种，于 1962 年立法，通过疫苗接种，让所有儿童对脊髓灰质炎、白喉、百日咳和破伤风产生免疫。但是，由于大多数免疫接种由私人诊所的医生提供，许多没有保险的人从未看过医生，最终传染病越来越多地集中在城市的贫困人口中。在肯尼迪和约翰逊政府致力于减贫和扩大社会福利的背景下，约翰逊于 1964 年启动了他的"伟大社会"计划，为了响应这个瞩目的创举，美国修订了 1962 年的立法，将麻疹也纳入接种范围。至 1966 年，麻疹发病率降低了大约一半，并且仍在下降。尽管如此，美国 CDC 的公共卫生官员们仍为彻底消灭麻疹进行游说。"有人问我为什么要根除麻疹？"当时担任美国 CDC 首席流行病学家的亚历山大·朗缪尔（Alexander Langmuir）写道："我的回答和当年希拉里被问及他为什么想去攀登珠穆朗玛峰时的回答一样。他说：'因为它就在那里。'我还得加上一句……而且因为我们能够做到。"

朗缪尔其实是在表达对（美国）科学无限可能性的信念，这是 20 世纪 60 年代初的时代特点，人们对于科学的信心简直是无极限，达到了前无古人后无来者的高度。但是医疗保健不仅仅涉及科学，也不仅仅只是科学能够提供的复杂工具。即使所有人，包括无力支付疫苗费用的穷人，都能接种疫苗，也仍需说服家长，让他们相信这是为了他们孩子的利益。提供麻疹疫苗的默克公司承担了这项任务，并发起了一场规模浩大的广告活动，旨在让人们重新认识到麻疹是一种具有真正威胁性的疾病。尽管如此，尽管还得到了约翰逊总统的支持，反麻疹运动并没有取得完全的成功。原因之一，并非所有的家长都认为应该给孩子接种麻疹疫苗；原因之二，国会的支持虽能为项目带来预算，但是其金额每年都有大幅波动。最后，虽然成功地减少了麻疹病例，但消灭麻疹的目标仍遥不可及。

朗缪尔对麻疹进行全面打击的理由是"因为我们能做到"，这与欧洲公共卫生官员观点不同，欧洲人更为谨慎。第一批麻疹疫苗问世时，英国的反应和以往大多数疫苗问世时一样谨慎。尽管许多英国专家已经明了这种疾病极易流行，但是并不是所有人都相信大规模接种麻疹疫苗是一个明智的举动。一般情况下，每年约有 35 000 名儿童出现麻疹引发的严重并发症，其中大约有 6 000 名儿童需要住院几天，这个数量在全国儿童中所占比例并不大，但对家长和卫生服务机构来说，这的确是一个巨大的负担。另一方面，由于英国家长倾向于认为麻疹发作是儿童时期不可避免的事，所以很有可能认为孩子不需要接种麻疹疫苗。如果发生这种情况，可能会有更多的家长质疑疫苗接种计划。

　　英国政府认为，在考虑引进一种新疫苗时，首先必须让公众保持对整个免疫规划的信心。此外，人们对麻疹疫苗所能给予免疫的持续时间知之甚少。如果免疫的持续时间仅有几年，之后还是会容易受到感染，那么麻疹疫情袭击的就会是成年人而不是儿童，并发症可能会严重得多。还有，应该使用哪一种疫苗，应该按照什么时间周期来接种疫苗，这一切尚不明确。

　　就英国政策制定者而言，在做出任何决定之前，必须先回答清楚一些问题。这就是医学研究委员会在 1964 年才开始研究麻疹疫苗接种的原因。直到 1967 年，研究取得结果，英国政策制定者才做出决定。英国政府疫苗接种政策的主要专家咨询机构和接种免疫联合委员会建议，所有 1 岁以上未患麻疹和未接种麻疹疫苗的儿童应接种减毒活疫苗。英国政府接受了这一建议，于 1968 年开始大规模疫苗接种，尽管当时人们还不清楚这种免疫保护能持续多久。

其他西欧国家，特别是那些有架构完善的福利制度和高效率疫苗接种方案的国家，则更加犹豫不决。瑞典于1971年开始大规模接种麻疹疫苗，荷兰则于1976年才开始接种。他们之所以迟疑，是因为他们力求谨慎从事，而且疫苗问题还广受关注，必须反复研究，弄清楚是是非非，才能做出决定。同英国一样，它们也非常注意新疫苗的引进对整个国家免疫方案的影响。决策者们担心，如果推出新疫苗，而没有多少家长想要，那么公众对那些一直以来非常有效的免疫项目的信心就会削弱。

东欧和中欧国家则没有这种担忧，其政府和国家医疗保障的权威体制意味着家长的想法可能无关紧要，不需要去说服民众，也不需要美国式的广告宣传，麻疹疫苗接种得到迅速启动。在现在的克罗地亚（当时是克罗地亚南斯拉夫共和国），国际上受人尊敬的萨格勒布（Zagreb）疫苗研究所很快就向该国提供了现成的麻疹疫苗，于1964年开始疫苗接种，1968年，所有儿童都被强制接种。

匈牙利于1969年开始使用苏联生产的一种麻疹疫苗，在大规模疫苗接种运动中，9~27月龄的儿童均接种了疫苗。1973年到1974年，匈牙利暴发了一场大规模麻疹流行病，染病者主要是 6~9 岁未接种疫苗的儿童。在 1974 年，大规模麻疹疫苗接种运动宣告结束。此后，麻疹疫苗纳入常规儿童保健，在婴儿 10 个月（1978 年起规定为 14 个月）时接种。很快麻疹疫苗接种就达到了 90% 以上的覆盖率。

尽管起点不同，北美和欧洲的麻疹疫苗接种项目都取得了成功，麻疹病例数量急剧下降，并且由于有了抗生素，即使感染麻疹也很少有儿童死亡。但是在世界其他地区，如非洲、亚洲和拉丁美洲的部分地区，麻疹在 20 世纪 60 年代的情况，和本世纪初欧洲的情况一样严重。一些非洲国家报告了 10%~20% 的病死率。这意味着，在诊断出患有麻疹的儿童中，有 10%~20% 的儿童死亡，这与 19 世纪英国的情况相当（现在认为，这么高的死亡率是由于营养不良导致免疫系统受到抑制所致）。当时几乎没有准确的死亡率和发病率统计学，世界许多地方的流行病学数据也不完整，也不可靠。但是有估计数据，这些数据已足够令人震惊，足以产生政治影响。据估计，发展中国家麻疹的死亡率是发达国家的 56 倍。对于有疫苗可预防的其他一些疾病，这种差异甚至更大：白喉的差异是 100 倍，百日咳的差异是 300 倍。如果能将这些疾病的疫苗接种推广到发展中国家，数百万儿童的生命就能得到挽救。

266

全球行动：行动和证明

因为根除天花项目在非洲运作良好，所以，国际卫生专家开始思考是否可以效仿这种模式，开展别的疫苗接种项目。1973 年底，WHO 成立了一个内部工作组来完善并实施这一想法。助理总干事在介绍工作组会议时解释了秘书处的想法：到当时为止，传染病是发展中地区最重要的公共卫生问题，占十大主要死亡原因的一半以上；如果给儿童接种疫苗，可以大大减少许多致命疾病给民众造成的巨大影响。在北半球的实践经验表明，天花、白喉、百日咳、破伤风、脊髓灰质炎和麻疹，实际上是可以消灭的，而结核病和伤寒的威胁，也可大大减小。

读过此次协商会议报告的人都会注意到，与会者充分认识到了国际公共卫生领域的意识形态分歧：一方面，该报告汇总了 WHO 的结核病和天花项目，"这些项目均取得了成功，因此，我们必须把疫苗接种计划扩大到更多的疾病预防领域"，而且，"现在的挑战是如何在免疫、后勤和经济方面的限制下，给尽可能多的孩子，在他们尽可能小的年纪，给他们接种尽可能多的有效抗原，以此来最大限度地发挥免疫的效益。"

而另一方面，新任总干事的加强初级卫生保障的承诺也得到了贯彻："每个国家都需要制订适合其国情的计划。"例如：

具体实施步骤……应考虑到当地情况，例如收割季节、集市日等。这些方案的组织方式必须能够适应不同地方不同人口群体（例如迁徙人口）的不同需要。社区激励机制的制定必须基于当地文化和社会结构的背景。

由于传染病与儿童营养不良等其他条件相互作用，因此必须与妇幼保健服务密切合作来组织各种方案。把免疫接种"定位"于"纵向"和"横向"之间或将"纵向"和"横向"联系在一起，这在政治上至关重要。免疫接种确实意味着单独挑出某些疾病，在这个意义上可以视为体现了美国所支持的纵向规划。另一方面，有人坚持认为疫苗接种应与初级保健相结合，并应视之为加强初级保健的一种手段，换句话说，也就是苏联集团青睐的横向规划。

1974 年 5 月，在天花运动进入最后阶段之际，世界卫生大会通过了一项决议，正式确立了"扩大免疫计划"的方案（Expanded Programme of Immunization, EPI）。第 27.57 号决议建议会员国根据各自国家的流行病学情况，酌情制定或维持对下列某些或所有疾病的免疫和监测方案：白喉、百日咳、破伤风、麻疹、脊髓灰质炎、结核、天花和其他疾病。该决议还要求总干事：

在 WHO 的各级机构加强并发展免疫计划，尤其注重发展中国家，以向成员国提供帮助：①以提供疫苗的使用技术咨询的方式制订适当的计划。②确保以合理的价格提供高质量的疫苗；研究是否可能从国际来源和机构增加疫苗、设备和运输的供应，并且发展地方生产国家标准疫苗的能力。

疫苗接种当然还有很长的路要走。非洲、拉丁美洲和东南亚地区每年总共有八千万儿童出生，但其中只有大约四百万儿童能得到有效的免疫接种。WHO 的直接目标是帮助各国扩大其免疫规划的覆盖面，包括覆盖全域、提供足够的抗原等。

WHO 的观点是，各国政府本身应该主动采取措施，没有人会强迫他们引入一种特殊的抗原或者将接种疫苗当作头等大事，因为从来就没有放之四海而皆准的观点；只有当一个国家向WHO 请求帮助、想要确定其国是否需要接种以及如果需要，如何调整天花根除方案中现有的安排、以促进对其他儿童期疾病的免疫接种时，WHO才会采取行动。第二步是由要参与的政府制订一项可操作计划，计划将以WHO驻该国工作人员参加的规划工作为基础；规划应从该国的人口统计和疾病流行病学出发，评估可获得的资源、组织形式和社会文化方面的可接受度。民众需要哪些疫苗？长期需求是什么？各国必须建立起监测和评价制度，确定目标和要求，培训人员并就免疫接种的好处向公众宣教。

一系列区域讨论会在库马西(加纳)、大马士革(叙利亚)、马尼拉(菲律宾)和德里(印度)举行，目的是鼓励各国参与"扩大免疫计划"项目，解释项目进程，讨论他们将面临的技术和组织问题以及选择。例如，最好的运送疫苗的方式是什么？是依靠现有的提供儿童保健服务的诊所，还是在农村地区使用特别流动小组进行疫苗接种，或者是两者结合使用？在这些研讨会上，发言者们强调，免疫是基本保健服务的一部分；社区护士，特别是从事妇幼保健工作的社区护士将发挥重要作用。许多卫生部门的共同期望是，随着天花运动的结束，应该有可能将资源转移到新的方案上。为了帮助发起"扩大免疫计划"项目，WHO向儿童基金会请求提供支助。1975年，两组织就新方案的一项基本原则达成协议。"扩大免疫计划"

将逐步发展，且这项倡议必须由每个国家自行负责，这一点至关重要，因为疫苗接种方案必须无限期地继续下去，所以必须得到国家承诺。

到1975年年底，越来越多的国家表示希望与WHO合作，扩大其免疫规划。在非洲区域，WHO已经同加纳、肯尼亚、坦桑尼亚和赞比亚进行了合作。瑞典和荷兰出资，分别在加纳和肯尼亚进行了具体深入的流行病学和技术研究。这些研究致力于解决各国可能面临的具体问题。由于保健服务的组织和供源因国而异，因此各国可能面临的问题也因国而异。例如，在加纳，这项研究审查了固定中心和流动工作队为幼儿接种疫苗的相对有效性，以及加纳为孕妇接种新生儿破伤风疫苗是否可行。其他地方也出现了不同的问题，在莫桑比克，为从葡萄牙独立出来而发动的长期战争直到1974年才结束，新的莫桑比克解放阵线政府认为，成功的疫苗接种方案为建立广泛的卫生服务提供了基础。尽管该国经济混乱，但联合国开发计划署(UNDP)很快向其资助了一个为期三年的项目，将利用流动工作队为该国全体人民接种天花、麻疹和肺结核疫苗。但是，由于1977年爆发内战，反政府力量得到了南非种族隔离政权、罗得西亚人以及中央情报局的支持，这个项目被搁置。

改变人类的疫苗

在政治紧张局势日益加剧的情况下，如何证明扩大免疫方案的合理性？除了冷战对话中我们现在十分熟悉的固有姿态之外，还有南半球新独立的发展中国家的敏感问题。在1976年的世界卫生大会上，来自尼日尔（前法国殖民地，于1958年独立）的代表这样说：人们在讨论免疫规划时，有时会有这种印象，人们将欠发达国家看作一个疾病库，给他们援助主要是为了防止疾病蔓延。他举出了许多发展中国家没有得到他们所期望的疫苗，或没有按时得到疫苗，或疫苗到达时已不再有效的例子。建立地方中心来检查疫苗的质量十分必要，因为即使他们能够负担得起疫苗的费用，他们也没有得到关于所需产品或相应的咨询意见。而且这个体系存在腐败现象，还曾发生过从飞机上卸下疫苗为弹药腾出空间的事件。

如果要有效地执行"扩大免疫计划"，许多实际问题仍有待解决。问题之一是疫苗的稳定性。由于有能经受高温的冻干疫苗，天花防治运动取得了成功。但对于大多数其他疫苗，并不存在这样的冻干版本。其中大多数，包括麻疹疫苗在内，对热和光都非常敏感，这意味着，如果要想疫苗在运送到偏远农村地区时仍然有效，就必须建立冷藏储存和运输疫苗的特殊途径。建立可靠的冷链运输途径将大大增加在任何热带国家发展全面疫苗方案的技术困难和费用。

如果要使覆盖率尽可能高，应如何最好地组织免疫规划；儿童应不应该在接种疫苗的同时接受当地卫生中心提供的其他服务和支持；或者大规模的运动是不是会更有效：派遣流动的疫苗接种小组，他们唯一的工作就是为儿童接种疫苗。鉴于资源是有限的，最合理的战略很可能取决于已经采取的措施，而且各国的情况各不相同。在非洲，前英国殖民地和前法国殖民地的不同殖民传统给新独立的国家留下了非常不同的医疗机构和做法。因此，对不同国家执行的不同战略的成本效益的研究会得出不同的结论，这一点也就不足为奇了。不过常常在大规模接种运动的早期阶段取得成功之后，问题就开始逐渐减少。正如一名英国专家当时指出的那样，各国的经验各不相同：

对科特迪瓦的麻疹-天花运动的评估显示，6~24月龄儿童的疫苗覆盖率为54%。在科特迪瓦，流动疫苗接种队每12~18个月访问每个村庄一次。宣传不力应是主要问题。塞内加尔的麻疹运动取得了大约60%的覆盖率，在雅温得的大规模移民政策对预防天花非常有效，但在麻疹疫苗覆盖面方面没有达到目标，因而无法控制麻疹。

没有哪种所谓的最佳方法来组织和扩大免疫规划。但是，虽然提高方案执行的效率是一个关键目标，但 WHO 及其代表在拟订建议以及讨论"扩大免疫计划（EPI）"方案时必须十分谨慎。WHO 当时做出的扩大疫苗接种规划的重大承诺似乎意味着要与美国所青睐的纵向方式保持一致。如果这种情况过于明显和明确，不仅会激怒苏联，还会与马勒试图推动的组织发展方向发生冲突。所以，WHO 工作人员不断强调，各国应尽一切努力将免疫规划与基本卫生服务结合起来，这种做法被视为提供了建立初级卫生保健系统的基础，正如莫桑比克政府所希望的那样。该组织的高级官员抓住每一个机会强调这一点。非洲区域主任在非洲区域的一次会议上介绍免疫接种方案时提醒各国代表，必须将免疫接种方案与其国家的社会经济发展结合起来：这项活动应在国家保健服务结构内进行。扩大的免疫方案将纳入初级保健、基本保健措施和农村综合发展的概念。为了充分发挥其潜力，社区领导人必须相信疫苗接种方案的好处并积极参与：政治和宗教领袖、教师、社区领导人和负责发展的人以及任何具有一定影响力的人都应该参与其中。

这个……要求执行免疫方案的所有人员采取系统的教育行动。在开始一项方案之前，必须具体确定将接受必要教育的目标群体，收集关于该群体的知识，其对免疫的态度、信念和偏见以及接种疫苗后免疫可预防的疾病的基本资料。必须确保用对免疫的所有方面有基本了解的方式来选择信息的方法和手段。切记不可夸大免疫的好处。

1977 年，"扩大免疫计划（EPI）"被赋予了一项雄心勃勃并更加具体的目标：到 1990 年，世界上的每个儿童都应接种标准的 EPI 疫苗（预防白喉、百日咳、破伤风、脊髓灰质炎、麻疹和结核病的疫苗）。随着越来越多的国家制定免疫规划或扩大现有规划的范围，疫苗接种正在取得巨大进展。例如，哥伦比亚在 1975 年只有 9% 的 1 岁以下儿童接种了百白破疫苗，而到 1989 年，覆盖率成功地提高到 75%。这种进展一方面是由于积极的政治支持，另一方面是由于在全国免疫日动员了成千上万的教师、牧师、警察和红十字会志愿人员做宣传。在儿童基金会的热情支持下，这一模式得到广泛采用。

这种论调一直持续到 20 世纪 80 年代。1984 年，常驻日内瓦的"扩大免疫计划"主任 R.H. 亨德森说："虽然免疫服务不能完全解决儿童死亡率的问题，但是却是一个很好的切入点，以发展其他管理和卫生服务。"因为免疫服务执行简单，而且需要母亲和孩子改变他们的态度或生活方式。

他接下来指出，虽然仅仅提供免疫接种服务完全可行，但是"最好还提供其他服务，这些服务包括孩子在出生后第一年需要的服务以及孕妇需要的服务，因为孩子和孕妇是发展中国家初级健康服务的优先人群"。

尽管有这些论调，但是在行政和组织上，免疫接种都在逐渐与初级卫生保健解绑，虽然缓慢，但是确实在发生。实现覆盖率的目标变得越来越重要，那些表示覆盖率的数字，在国际论坛上可以拿来显示进展，既清楚又明了，正在变得比促成《阿拉木图宣言》的更复杂、更不容易量化的理想更为重要。对于仍然坚持这些理想的国际卫生官员来说，高水平的免疫接种覆盖率并不是衡量卫生保健进展的适当标准：评估进展的标准应是医疗系统的整体充分性、公众对该系统的满意度以及社区对该系统的影响。从这个角度来判断，如果一个免疫规划将人力和资源从基本医疗保健中抽离，其效果可能适得其反。

从非洲和亚洲得到的报告来看，有一些措施，如参与纵向 EPI 项目的员工获得的津贴更高等，已对该地区或周边地区的各级卫生健康系统造成了毁灭性影响，这一点不容忽视。

有证据表明，某些地方正在发生这样的事情。厄瓜多尔是第一批引进紧急方案的拉丁美洲国家之一，1984年当选的保守派总统不得不致力于执行世界银行强加给穷国的"结构调整"政策。为了减轻这些政策带来的负面影响，该国总统接受了联合国儿童基金会执行主任的建议，开始大规模执行疫苗接种的计划。有了美国国际开发署（USAID）提供的400万美元，该项计划将降低孕产妇和婴儿死亡率，提高脊髓灰质炎、白喉和百日咳的免疫接种率。

为了确保该项工作顺利进行，厄瓜多尔设立了一个特别行政结构，其工作人员不仅比卫生部普通官员的收入更高，而且逐渐摆脱了卫生部的控制：换句话说，就是成了一个纵向方案。国家免疫日的组织活动得到了特别重视，而正如其名所示，所有这些措施，过去一直是（现在也是）"扩大免疫计划（EPI）"非常喜欢的一种机制。在计划执行的过程中，疫苗接种小组遍布全国。在厄瓜多尔，组织了七次全国免疫日活动，得到了大规模媒体宣传的支持。

1989年，美国国际开发署的援助结束之后，该国的行政组织和常规疫苗接种部门难以为继，无法继续承担责任。后来发现，在这场特别的疫苗接种运动中，每剂疫苗的费用几乎是通过常规服务提供疫苗的费用的 3 倍。此外，加强版的计划一终止，麻疹病例的数量立即上升到比计划开始前更高的水平！

尽管 WHO 的计划取得了进展，但有一点越来越清楚，如果没有大量的额外资源，到 1990 年为世界上每一个儿童接种疫苗的目标是不可能实现的。认识到这一点后，一些积极促进国际卫生和疫苗接种的主要国际组织在 1984 年举行了会议。在会议上，世界银行、开发计划署和洛克菲勒基金会与 WHO 和儿童基金会一起成立了一个"儿童生存工作队"（现在称为"全球卫生工作队"）。刚刚退休的美国 CDC 主任威廉·福格（William Foege）受命管理该机构。该工作组将发挥催化剂的作用，动员国际捐助者支持免疫计划（和其他卫生保健行动）。它还将组织一系列会议，将发展机构的首脑与发展中国家的卫生部长聚在一起，共商大计。其中 1988 年在法国塔卢埃尔举行的一次会议特别重要，我们将在下一章讨论这次会议。

盘点：冷战时期

第二次世界大战结束后的几十年被称为科学发现的黄金时代，这对疫苗科学和其他任何科学来说都是如此。恩德斯在哈佛大学的研究促进了新疫苗的开发，其中最重要的是针对脊髓灰质炎和麻疹的疫苗，每一种疫苗都有可能挽救无数人的生命，减轻许多痛苦。当然，只有在有感染风险的儿童确实接种了疫苗的情况下，生命才能得到挽救。为此，公共卫生专业人员和国家决策者必须相信疫苗接种的价值，他们必须找到必要的人力和财政资源，并且设计合适的规划。

到 20 世纪 50 年代，由于非洲和亚洲的去殖民化运动以及新出现的冷战，世界的政治地图也发生了改变。冷战的对抗很快开始影响公共卫生领域，其中就包括疫苗接种。东西方都没有浪费任何机会来试图让没有结盟的国家相信他们自己在技术和道德上的优势。新成立的 WHO 及其议会（世界卫生大会）为此提供了一个重要的论坛。尽管在公众面前玩着意识形态游戏，不过一旦 WHO 承诺根除天花，双方的技术代表在合作方面并没有什么障碍。

但东西方最初支持这场运动的动机并不相同。对于苏联及其盟国来说，他们希望一场成功的战役能够结束昂贵的疫苗接种，节省资源。而随着抗击疟疾运动的失败，美国需要一个新的人道主义使命来帮助减轻越南战争对其声誉造成的损害。

在那时，疫苗接种已经成为卫生防疫的一种既定工具。卡介苗刚刚问世时，一些国家几乎没有任何犹豫就决定实施大范围疫苗接种，原因很简单，脊髓灰质炎对健康的伤害很大，令许多人害怕，所以大部分工业化国家都没有花多少时间就决定使用疫苗，尽管在开始时往往是为了应对全国性的疫情。此外，疫苗接种运动的效率取决于公共健康系统的组织程度。中央集权和国家组织的程度越高，就越容易发动有效的全国运动。欧洲各国以前在疫苗接种方面的做法也存在着差异，但到了这个时候，影响疫苗接种有多种因素：意识形态、组织因素以及传统做法。

除了脊髓灰质炎疫苗之外，还新增了麻疹疫苗。麻疹疫苗的使用情况有所不同，因为在工业化国家，麻疹远没有脊髓灰质炎那么令人担忧。在这一点上，我们可以看到美国对麻疹疫苗的反应与大多数欧洲国家的反应是不同的。这在一定程度上是时机问题。很明显，在美国，传染病越来越多地集中在穷人中间。对肯尼迪和约翰逊政府及其新的社会福利计划来说，这个现象很尴尬，不能接受。麻疹疫苗接种有助于减少社会差距。西欧的情况有所不同，许多国家在开始接种麻疹疫苗之前犹豫不决，因为政府知道很少有家长认为麻疹是非常严重的疾病，所以在开展疫苗接种运动之前，需要评估公众需求。政策制定者认为，在民众不情愿的情况下推出疫苗，可能会危及他们对整个国家疫苗接种计划的信心，所以，政府尽力避免出现这种情况。

发展中国家最需要的是麻疹疫苗，还有预防白喉、结核病和百日咳的疫苗。在非洲和亚洲，每年仍有数以千计的儿童死于这些疾病。在20世纪70年代初，除了天花疫苗之外，发展中国家儿童几乎没有接种过其他疫苗。在天花运动的基础上，新的"扩大免疫计划（EPI）"为希望建立或扩大传染病免疫接种的国家提供帮助和建议。EPI的理念是，各国决定自己的优先事项，WHO提供建议和协助，不会指手画脚或巧言哄骗。各国在其社会经济发展计划的大环境下，发展和扩大他们认为最重要的疾病的免疫接种。在可行的范围内，期望各国将疫苗接种与即将成为他们发展计划的一部分的基本卫生保健系统结合起来。到目前为止，几乎没有一种适用于所有国家的方法。

改变人类的疫苗

参与 EPI 的官员必须谨言慎行，因为意识形态上的竞争已经引发了公共卫生领域的争议。一些人认为，以后应该加强基本卫生保健，解决产生疾病的根源，而另一些人则赞成使用经过验证的武器（包括疫苗）来应对特定疾病，这两者之间出现了明显的分歧。虽然免疫接种必须针对特定疾病，但 WHO 官员一贯强调将免疫接种规划与其他卫生服务相结合的重要性。但是，在组织和行政方面，越来越多的人倾向于让免疫接种方案摆脱束缚，以一种日益"纵向"的方式运作。一些评论家注意到了这一点，他们警告说，疫苗接种率高并不能说明卫生服务的质量也高。但他们的话没有受到重视。

1980 年 5 月，世界卫生大会通过一项决议，宣布已从地球上根除了天花。人们普遍认为，根除天花运动是公共卫生领域取得的最大胜利。这一成就也给不同的人产生了不同的影响。一方面，该运动显示，全球性的领导和各国协调能取得非凡的成就，由此，还诞生了"扩大免疫计划"。还有一些人将全球根除某病视为一项可行的且必要的公共卫生目标，也因此导致了某些计划的失败。WHO 总干事曾警告公共卫生界，认为这是一个教训。历史学家安娜 - 埃曼努埃拉·比尔恩（Anne-Emanuelle Birn）提醒我们，马勒在 1980 年就强调，可以从根除天花中吸取重要经验，但我们不应该就此设想我们就能够在全球分别根除各种单个疾病。那样的想法很诱人，但不切实际。

然而，正如我们将在下一章看到的那样，这正是少数有权有势的人铁着心要干的事，而他们也注定要失败。那些加强疫苗部署政策的一些最核心的设想，无论是在国内还是在国际上，都很快将被遗忘或抛弃。

政策：全球化世界中的疫苗接种

合理性的不断变化

在前文，我们看到在20世纪80年代，公共政策意识形态基础发生了转变，影响了疫苗的研发。那么它对疫苗的使用方式、卫生保健中疫苗接种的部门和疫苗的获取有何影响？

20世纪80年代，美国政府及其主导的国际组织，包括世界银行和国际货币基金组织，开始以遵守解除管制、自由化和私有化原则为条件来支持贫穷国家，他们认为在这些国家，政府的作用必须尽量削弱。在美国财政部的影响下，世界银行开始发放结构调整贷款，使负债累累的国家能够偿还债务并维持运转。在卫生领域，这些贷款对许多贫穷国家维持提供基本卫生服务的能力至关重要。但是，贷款有严格的附加条件：卫生服务必须私有化、去中央化和解除管制；接受服务的人群必须支付费用。一些政府，如智利的皮诺切特（Pinochet）独裁政权，本身就认同这些经济理念，很快调整了他们的医疗服务。其他国家的反应则较为勉强，但也很少能够完全避免削减公共卫生服务。

世界上许多地方，贫困家庭获得正规医疗本来就很困难，随着这些措施的实施，情况变得更加糟糕。例如，疟疾在20世纪80年代每年夺去100多万人的生命，其中大部分是非洲儿童。根据国际捐助者的要求，各国调整了卫生服务结构，结果实际上，南部非洲的疟疾死亡率上升了。而且，并不是只有疟疾夺走了贫穷国家数十万儿童的生命，肺炎占发展中国家所有儿童死亡原因的10%。另一个主要风险来自缺乏干净的饮用水。在卫生条件差、供水受到污染的地方，人们容易感染引起腹泻的病原体，这种情况下，孩子们也是最容易受到伤害的群体。轮状病毒每年带来大约200万儿童的严重腹泻病例，每年造成45万多名5岁以下儿童死亡。志贺菌属每年造成数以百万计的严重痢疾病例，其中至少有10万例死亡，该病同样主要发生在发展中国家的儿童中。

改变人类的疫苗

在里根和撒切尔时代，"市场最了解情况"的影响力非常大，导致重大的权力再分配。到 20 世纪末，跨国制药产业的影响比以前大得多，而各国政府的行动则受到更大的限制。新的慈善组织，尤其是盖茨基金会（Bill and Melinda Gates Foundation），为公共卫生带来了相当多的新资源，但同时，也带来了他们的那套价值观。

这对疫苗作为公共卫生工具的使用有何影响？这就是本章要讨论的问题。

事实上，这些变化的根源可以追溯到更早的时期，即 20 世纪 70 年代。正是在这 10 年的后半段，医疗成本迅速上升，政界人士为此感到担忧；而肆无忌惮地求助于昂贵的新技术，似乎是主要的导火索。就在这个时间点，经济学家开始介入，说服政策制定者，让他们相信，经济学家，也唯有经济学家，才拥有合适的理论工具，才能理性地做出艰难但又必需的选择。

风疹和腮腺炎与脊髓灰质炎不同，不是致命疾病；它与麻疹也不同，即使在 20 世纪 70 年代，它们也不是贫穷国家儿童健康的主要威胁。即使是现在，许多非洲和亚洲国家的疫苗接种计划中也不包括腮腺炎和风疹。但在北美、澳大利亚或欧洲，新生的儿童预计在12—15月龄时就接种了这两种疫苗，几年后再进行强化注射。风疹和腮腺炎疫苗已经开始进行广泛接种。这一事实表明，在制定疫苗接种政策方面，新的观念正起着越来越重要的作用。

在各种博弈中，不论谈判的重点是优先事项、影响、经济利益还是主张民族独立，公共卫生方面的事态发展总能反映政治谈判的结果。就像一件艺术品或一篇科学论文一样，最终产物—— 一项政策——其建设过程的艰巨不会公之于众。公共卫生政策对不同的公众、在不同的领域有不同的诠释和证明，这取决于各种利害关系。正如我们在上一章中所看到的，冷战期间疾病控制方面取得了成功，是因为东西方都试图显示其技术和意识形态优势。但是对家长来说，疫苗和疫苗接种方案是保护其子女健康的工具，以此防范可能影响他们的危险。当然，疫苗的本质的确如此，并且还有很多其他优点。

疫苗接种政策涉及的不仅仅是提供或不提供特定疫苗的决策。例如，必须决定谁应接种疫苗，需要多少剂量，何时接种，以及如果疫苗供应不足，应由谁首先接种。而且，如果在幕后观察制定决策的方式，会发现起作用的因素和逻辑与表面上我们看到的有所不同。这些决定是基于什么做出的？流行性腮腺炎和风疹疫苗的接种表明，到20世纪70年代，除了保护儿童个体外，应用疫苗的另一个目标是如何让决策者发挥越来越大的影响。当然，决策者总是要在公开声明中强调保护儿童的，因为家长无论是为了节省医疗费用还是根除疾病，都会带孩子去接种疫苗（决策者这样做是否符合整个社会的利益，这是一个有争议的问题，答案可能因地而异）。

在本章中，我们将看到制定政策的依据与公众对疫苗接种政策的认知之间出现了差异。这种差异正在扩大，其后果我们将在最后一章中讨论。

20世纪70年代，风疹疫苗接种开始时，人们认识到这种疾病有其独特性。风疹（德国麻疹）对感染者而言并不算是严重的疾病，但如果这个人碰巧怀孕了，后果可能非常严重，此时，需要保护的是胎儿，而不是那个孕妇。那么该如何使用疫苗？人们认为，如果给育龄女性直接使用活病毒疫苗进行接种风险太大，因为这种疫苗可能致胎儿畸形。但是，如果给儿童接种（操作更容易），疫苗提供的免疫力必须能持续多年，直到儿童长大成人，怀孕生子。

风疹疫苗接种开始时，大多数欧洲国家只向女孩提供疫苗，因为只有女性才有可能在怀孕时感染风疹而导致胎儿畸形，所以在育龄前，女性就必须接种好疫苗。荷兰使用了这一策略，从1974年开始，女孩到了11岁就开始接种风疹疫苗。此后，据报道，接种人数从20世纪70年代初的每年2 000~3 000例，下降到此后几年的每年700~800例。此时，关于风疹疫苗的不确定性仍然存在。疫苗提供的保护能持续到女孩们长大怀孕吗？人们对疫苗提供的保护期限知之甚少。

美国公共卫生部门采取了不同的策略，决定为所有儿童接种疫苗。他们认为最好的策略是在儿童中建立群体免疫，病毒主要是在儿童中传播，如果基本上消灭了病毒，孕妇就会受到间接保护。尽管有进展，但也并非一帆风顺。部分原因是美国无法达到许多欧洲国家所能达到的高接种率。社区层面的研究表明，即使疫苗接种率达到80%或90%，也无法阻止风疹病毒的传入和传播。其他疫苗接种的经验表明，美国疫苗总接种率很难达到60%~70%或以上。

英国采取了与荷兰相同的策略。从1970年开始，11~13岁的女学生都要接种风疹疫苗。与荷兰人一样，他们也曾考虑过美国的战略，但最终否定了它，主要原因是当时麻疹疫苗接种覆盖率仅为 50% 左右，他们担心风疹疫苗全民覆盖的策略难以成功。好在尽管有一些女学生拒绝接种疫苗，但接种覆盖率很快达到 78%（到 1988 年上升到 86%）。先天性风疹综合征报告、风疹感染相关妊娠终止和孕妇实验室研究均显示出良好的趋势。到 20 世纪 80 年代末，一年内仅有 22 名受风疹综合征影响的儿童出生，73 名孕妇因感染风疹而终止妊娠。

接种疫苗后，女性怀孕时感染风疹的风险大小，取决于疫苗提供保护的时间长短以及活病毒继续传播的程度，而第二个因素本身，则取决于疫苗接种覆盖率。换句话说，保护的时间越长，接种疫苗的人数越多，个体的感染风险就越低。在英国，模拟建模正在成为传染病研究的一个重要的新方法，这种计算机模型引入了衡量已知病原体的认知传染性（我们之前见过的 Ro），以及疫苗的保护性的工具，在研究中用来预测未来疾病的传播。风疹的一项模拟研究表明，最佳策略将依赖于疫苗的效力、吸收速率和免疫力随时间的衰减率，但也依赖于短期见效，而非预测风险。根据这点，我们不能想当然地认为，在覆盖率高的国家非常成功的最佳战略，就能适用于疫苗接种覆盖率低的国家。

然而，至关重要的是，欧洲风疹疫苗接种的目的即将改变，已经不再是为女性提供直接保护，而是阻断病毒的传播——这是美国政策设立目标的基础。美国人的结论是正确的，只给女孩接种疫苗是不可能消除病毒以阻止其传播的。

与英国一样，荷兰的选择性接种策略大大降低了风疹相关胎儿畸形和妊娠终止的发生率。然而，卫生政策顾问指出，英国得出的结论是，这样做实际上不能完全预防这些疾病。英国的模拟研究引起了荷兰健康委员会的兴趣，他们希望利用荷兰的数据重复这项研究。将可用数据输入模拟模型的结果表明，联合策略对荷兰最为有利。更具体地说，如果男孩和女孩都在14月龄时接种疫苗，女孩在11岁时再次接种疫苗，疫苗接种覆盖率就能达到85%，这样，风疹病毒就能被消灭。如果男孩和女孩都在9岁时接种第二次疫苗，覆盖率将达到75%。

不管怎样，现在，消灭风疹病毒已成为目标。1983年，荷兰卫生部长接受建议，采用一种新的策略：男孩和女孩都在12月龄时接种疫苗，在9岁时再次接种疫苗。人们预期这将使风疹在5~10年内得到基本消除（计算机模拟模型还表明，在基于宗教理由反对接种疫苗的小社区中，风疹的发病率很可能更高。政府顾问则认为，没有理由质疑一项符合多数人利益的策略）。

到 20 世纪 80 年代中期，大多数欧洲国家已经跟随美国转向了普遍的风疹疫苗接种，只有少数国家（包括英国和爱尔兰）仍在犹豫。在英国，是否需要改变策略，这一点仍在讨论中，但是英国人也看到了其他国家的做法。例如，1986 年，3 名苏格兰公共卫生专家在《英国医学杂志》上的一篇文章中写道：

在儿童 15~18 月龄时进行麻疹、腮腺炎和风疹免疫接种是一个极好的案例，目前美国和其他几个国家都在这样做。瑞典在 1982 年出台的一项政策，事实表明，完全能够做到消灭麻疹、腮腺炎和风疹。

在大多数欧洲国家，婴儿在 12~18 月龄时接种风疹疫苗。随后（视国家而定）在 6~12 岁时进行第二次普遍接种，或仅给 10~15 岁的女童进行第二次接种。模拟模型显示，只有在所有易感女性都接种 100% 有效疫苗的情况下，才有可能使用选择性策略来消除先天性风疹综合征。当然很少有疫苗是百分之百有效的。在这种情况下，欧洲的疫苗接种计划变得越来越标准化。关于疫苗接种政策，专家们当时提出的一项重要论点是，欧洲人口流动性日益增强，标准化的接种手段变得至关重要，就易受感染的年轻女性而言尤其如此。

一些国家改变了他们的风疹疫苗接种策略，要么是因为他们确信目标应该是消灭病毒，而不仅仅是直接保护可能成为母亲的女性；要么是因为他们觉得有必要像邻国那样做。但是腮腺炎呢？流行性腮腺炎既不威胁儿童的生命，也不威胁子孙后代的福祉，人们都认为它仅仅是一种轻微的儿童疾病，如果有什么稍微值得注意的，那就是它会引起腺体肿胀。那么，为什么包括荷兰和英国在内的那么多国家开始为儿童接种腮腺炎疫苗呢？

默克公司的腮腺炎疫苗在美国获得许可的几个月后，《柳叶刀》杂志的一篇社论指出，英国并没有引进腮腺炎疫苗的建议。由于医生没有义务报告腮腺炎的病例，其发病率相关的信息很少。一项全科医生的调查发现，在 14 岁或 14 岁以上的感染腮腺炎的男孩中，约9%的有睾丸炎(睾丸感染)并发。虽然这种情况下男孩会有疼痛感，但皮质类固醇可以缓解这种疼痛。尽管很多人认为睾丸炎会导致不育，但这种情况实际上非常罕见。感染的病例中，2.4%的病例发展为无菌性脑膜炎，虽然这通常也会完全康复，但这确实意味着有患者因此被送进了医院。每年大约有 1300 名腮腺炎患者住院，主要原因就是无菌性脑膜炎。

荷兰从 1976 年开始，要求医生报告腮腺炎病例，每年大约有 1000 例。几乎所有这些病例都发生在 9 岁以下的儿童中，并发症很少，几乎都得到了成功的治疗。在 1968—1977 年的 10 年中，荷兰共有 48 人死于腮腺炎，其中一半以上是中老年人。在英格兰和威尔士，1962—1981 年间有 93 人死于腮腺炎，其中大多数是 45 岁以上的人。而且这些病例的死亡证明表明，这些死亡许多实际上并不是由腮腺炎引起的。

虽然默克公司的疫苗似乎没有副作用，并且似乎至少有两年的效果，但它是必要的吗？试图预防这种轻微的疾病确实有必要，或者确实值得吗？医学界有两种看法。1969 年《柳叶刀》的一篇编者论中指出，"这种疫苗在这些早期实验中的完美表现使人们产生希望，即可以在社区中轻松和安全地根除腮腺炎"。另一方面，编者论指出，"然而，迪克教授也曾警告说，不应该仅仅因为有可能制造出病毒疫苗，就强求我们都接种这些疫苗。"

1980 年，《英国医学杂志》的一篇社论就可能的公众反应提出质疑："所谓流行性腮腺炎性睾丸炎会导致不育，这种看法虽无根据，但是很多人都这么认为。如果英国恐慌于腮腺炎带来的不育，但并不相信新疫苗，那么疫苗接种率几乎确定无疑不会很高。"此外，还有一种风险，如果疫苗保护在几年后失效，成人中可能会出现更多感染腮腺炎病毒的病例，那样，后果会变得更为严重。20 世纪 80 年代初，英国的主流观点与美国的朗缪尔的观点完全不同。朗缪尔的观点是"如果可以做到，那就应该做到"。

相似的是，在荷兰，腮腺炎也被视为一种多发于儿童的轻微疾病，在荷兰的医学媒体上几乎没有得到关注。1971 年，当默克公司的欧洲子公司 MSD 申请将腮腺炎活病毒疫苗进口到荷兰时，政府认为没有理由拒绝，但是也没有理由考虑大规模接种。

在美国，一直以来，公众和专业人士都认为腮腺炎不值得一提，因而，对疫苗的商业前景来说不是一个好兆头。如果疫苗要取得成功，人们必须改变对腮腺炎的看法。正如历史学家埃琳娜·科尼斯（Elena Conis）指出的那样，在那之后，腮腺炎和之前的麻疹一样，在美国公众面前被重新定义，被贴上了新标签——虽然难度更大。科尼斯说，关于新疫苗的报道不断强调腮腺炎可能带来脑损伤和智力迟钝，尽管这些风险既没有量化也没有得到证实。在另一些论坛上，腮腺炎被称为"麻烦"，一种美国家长们再也不能忍受的"不便"。正如科尼斯所说，流行性腮腺炎"戏剧性地转化"为一种严重的儿童疾病，并逐渐从"可以避免的麻烦"变成了"致残的疾病"。

很容易看出，在美国这样以付费客户为导向的卫生系统中，"重塑疾病"十分重要。这个系统允许药品和疫苗投放直接广告；但是在欧洲，药品和疫苗是禁止做直接广告的，因此不可能进行这种营销活动。如果公众对一种疾病的看法必须改变，就必须采取不同的措施。那么，政府顾问是怎样致力于推广一种普遍被认为微不足道的疾病接种疫苗的呢？什么样的论据或证据说服了他们？

当荷兰卫生理事会应卫生部长的要求开始讨论腮腺炎疫苗接种问题时，其成员在相关证据的问题上产生了分歧。儿童腮腺炎相对无害，并且腮腺炎相关死亡率最低；人们对疫苗所能提供的保护期限知之甚少；病毒传播有向年龄较大人群转移的风险。但是一些成员指出，这种疫苗已经在美国、德国和瑞典使用。政府卫生检查局的一名代表指出，欧洲议会可能会建议欧洲同步腮腺炎疫苗接种的时间表。是否接种流行性腮腺炎疫苗是不同欧洲国家疫苗接种计划的主要差异。

此刻，经济论证登上舞台。经济学家们认为，接种疫苗的费用将低于腮腺炎患者住院相关的费用。在其他条件相同的情况下，接种疫苗可以节省费用。根据腮腺炎住院人数和住院时间长短，卫生督察局估计，在1979年，因腮腺炎住院的费用是接种腮腺炎疫苗费用的两倍。疫苗能提供多长时间的保护，以及由此造成的病毒在成年人群体中传播会有多大的风险，这两者仍然不确定。现有数据不足以使数学模型具有很大价值。

此后，以下3个因素逐渐压制了"腮腺炎是一种小病"的观点。第一，是在其他国家的实践。来自美国的数据显示，接种疫苗后，腮腺炎病例数量大幅下降，这给荷兰顾问留下了深刻印象。第二，不同的是，越来越多的人意识到，作为欧盟政策倡议的结果，荷兰的疫苗接种计划必须与其他欧洲国家的计划相协调，保持一致步调。第三，是经费。虽然目前仅仅进行了粗略估算，没有更详细的数据，但是在委员会的讨论中，不少人常常谈到接种疫苗可能可以节约医疗保健预算。节约资金和步调一致，这些都是现在至关重要的问题。但是谁应该接种疫苗呢？男孩更容易受到传染而患病，而成年男性则面临着特殊（尽管非常轻微）的风险。1983年，荷兰卫生部长收到建议，要求所有儿童在14月龄时接种腮腺炎疫苗（之后再接种第二针），原因是其他所有国家都已经转而使用默克公司推出的麻疹、腮腺炎和风疹联合疫苗了。荷兰只给男孩接种疫苗，这与大家都使用联合疫苗是不协调的，所以必须给所有儿童接种联合疫苗。因此，为了获得家长的支持，必须找到为女孩接种疫苗的理由。政策顾问提出了以下论点。首先，相当多的女孩也因腮腺炎住院（事实上平均每年115名）。其次，只给男孩（换句话说，一半的儿童）接种疫苗将不足以减少病毒传播，因此对未接种疫苗的人的被动保护将受到限制。

1986年，荷兰卫生部长决定将麻疹、腮腺炎和风疹联合疫苗引入国家免疫规划。他认为他的决定是正确的，其他地方进行的研究可以证明。虽然在荷兰并无成本效益的研究，但这一点并未阻碍他做出决定。这一决定意味着，当前的经济依据也不再具有压倒一切的重要性，也暗示着在做出决策的时候，国内意见的重要性，已经比不上来自国际的压力。20年后，这些都将成为决策的主导因素（尽管在公开讨论中并不会提及），也就是说，如果一项疫苗接种显示在某地行之有效，人们就可假设，在另一个地方肯定也会行之有效——即使在另一个地方并无任何相关研究。唯一让政府犹豫是否要接种疫苗的原因，恐怕可能是传播的病毒毒株不同了。

1988 年，英国也开始接种腮腺炎疫苗。

宗旨：根除某种疾病

20 世纪 80 年代，不仅是经济因素变得日益重要，疫苗接种方案的目标也不仅仅是控制疾病，还需"消灭"病毒。这一思想在欧洲慢慢流行起来，但在美国历史更悠久，影响更深远。

1980 年在马里兰州贝塞斯达的国家卫生研究院举行了一次会议。正如历史学家威廉姆·穆拉斯金（William Muraskin）所指出的那样，会议组织者从根除天花运动中汲取了灵感，并有意识地忽视了马勒的警告，决心确定未来的根除目标。根除天花行动的两位主要设计师弗兰克·芬纳（Frank Fenner）和 D. A. 亨德森（D. A. Henderson）表示反对，认为根本就没有可行的根除目标。

但必须找到一个。麻疹和脊髓灰质炎被认为是最有可能的候选疾病——消灭什么并不重要，重要的是效仿并跟随根除天花运动。1982 年，一篇关于根除麻疹的可取性和可行性的论文发表在《柳叶刀》杂志上，其作者都来自美国 CDC，他们相信，如果疫苗得到广泛和正确的使用，麻疹不仅可以得到控制，而且在实际上可以根除。这样做的理由很清楚，因为麻疹每年造成 90 万人死亡，而且由于已经研发出了更耐热的疫苗，根除麻疹，就像根除天花一样，是可以实现的目标。

疫苗的目标应该是根除而不是控制吗？并不是所有人都赞成。与此同时，CDC 的根除主义者更倾向于彻底消灭脊髓灰质炎而不是麻疹。1983 年，在华盛顿特区举行的一次关于脊髓灰质炎控制的专题讨论会上，几乎没有与会者发言赞成消灭脊髓灰质炎运动。脊髓灰质炎在发展中国家不是一个重大的公共卫生问题，把"控制"脊髓灰质炎当作目标更合适。不过这样的意见似乎又一次无关紧要。

1985 年，在美洲代表 WHO 的泛美卫生组织（PAHO）承诺，1990 年前在该区域消灭脊髓灰质炎。来自巴西的流行病学家西罗·德·卡德罗斯（Ciro de Quadros）曾致力于非洲的天花根除运动，是他说服了 PAHO 这样做。据穆拉斯金说，他的目标是将消灭脊髓灰质炎作为加强拉丁美洲国家的卫生系统，特别是加强"扩大免疫计划"的一种手段（尽管WHO总部的EPI负责人反对根除脊髓灰质炎运动，但情况仍然如此）。亨德森博士同意担任泛美卫生组织方案的技术顾问，他认为虽然在全球根除不可能，但在美洲根除是可行的。此外，他认为，这一目标将吸引政治支持来改善疾病监测系统。1987年，亚特兰大卡特中心新成立的儿童生存工作队的负责人 W. H. 福格（Foege）和国家 CDC 的四名高级工作人员在《WHO 公报》上发表了一篇题为《全球消灭脊髓灰质炎的情况》的文章。

根除的定义是阻断一种疾病的传播（并消除病原体），病原体重新出现的风险非常小，因此不再需要采取预防措施（如免疫接种）。《全球消灭脊髓灰质炎的情况》整篇几乎都是谈如何实现根除脊髓灰质炎，具体而言，该文认为重点应该是在国家疫苗日开展接种"闪电战"；在世界许多地方，常规的卫生服务不足且不可靠；"扩大免疫计划"刚提出时至关重要的观点，即"疫苗接种应与常规卫生保健相结合"，在该文中被列出来当作"不应采取的观点"；至于"为什么"应该根除脊髓灰质炎，该文认为不言而喻；该文除了提及根除脊髓灰质炎应该能够"加强世界各地普遍免疫和初级保健服务的发展"之外，在这个方面再无论述，也就是说，该文并没有提供任何论据来证明。"全球根除脊髓灰质炎是势不可挡的。"他们说，唯一的问题是什么时候发生。他们很乐观："在1995年就可以在全球根除脊髓灰质炎。"

论文发表后的一年内，这些人成功地促成了全球根除脊髓灰质炎运动。1988年，福格的儿童生存工作队在塔卢瓦雷斯（法国）组织了一次高级别会议，讨论90年代全球卫生优先事项。福格和联合国儿童基金会的执行主任杰姆斯·格兰特（James Grant）明确表示支持全球根除脊髓灰质炎行动，即使是即将离任的总干事哈夫丹·马勒似乎也被美洲的经验说服，尽管"扩大免疫计划"的领导人还在继续抵制。在这次会议产生的《塔卢瓦雷斯宣言》中，20世纪90年代全球卫生目标中，根除脊髓灰质炎名列榜首。尽管马勒早前提出警告，仅仅两个月后，1988年世界卫生大会还是通过了一项决议，承诺到2000年消灭脊髓灰质炎。

1994年，美洲宣布不再有野生脊髓灰质炎病毒。对一些人来说，这提供了根除存在可行性的明确证据，并证明在全球可以取得成就。但并非所有人都这么确定，毕竟谁也不知道是不是所有的政府都将做出同拉丁美洲国家一样的承诺。

此外，在拉丁美洲开展的根除运动所产生的影响已被证明不仅限于消灭脊髓灰质炎，对卫生系统的影响更为广泛。一些根除运动的热心人士认为，这项运动可以为卫生服务组织带来更多的资源和效率——这似乎确实是事实，但只存在于卫生系统完善的较富裕国家。在该区域卫生服务比较脆弱的较贫穷的国家，有证据表明，某项重大的根除工作可能会挪用其他急需的服务所需的资源。

在野生脊髓灰质炎病毒仍在肆虐的国家，全球运动旨在确保每个儿童获得至少 3 剂口服脊髓灰质炎疫苗。在组织工作方面，将设立全国免疫日，在这一天向所有 5 岁以下儿童提供补充剂量的疫苗，并将开展挨家挨户的口服脊髓灰质炎疫苗"扫荡"运动，目标区域是野生脊髓灰质炎病毒持续传播的地区。很快，人们就发现，全国免疫日和"扫荡"活动需要大量的人力投入。人类学家斯维娅·克洛斯（Svea Closser）对这项运动在巴基斯坦如何运作的详细研究，表明了这项投资的规模有多大。在一项全国范围的运动中，有3000 万儿童必须接种疫苗，不仅有 WHO 和联合国儿童基金会在该国的少数工作人员参与，而且还雇佣了 20 万名工作人员。在印度，这一数字要大一个数量级，涉及 230 万接种人员和近 1.7 亿 5 岁以下儿童。

改变人类的疫苗

尽管进行了投资并有脊髓灰质炎病例大幅度减少的报道，但事实证明，到2000年根除脊髓灰质炎是无法实现的。事实上，到2000年为止，仍在23个国家发现脊髓灰质炎，在其中9个国家仍为地方病。到2005年，该运动已经花费了40亿美元（是最初估计的2倍），仍有来自16个国家报告了近2000个病例。在阿富汗、印度、尼日利亚和巴基斯坦，脊髓灰质炎仍是地方病，且旅行者仍在把脊髓灰质炎带向其他国家。

为什么根除脊髓灰质炎比根除天花要困难得多？首先，这与疾病的性质有关。感染天花的患者，症状都很明显，没有亚临床病例；相比之下，大部分脊髓灰质炎的患者是没有明显症状的，但患者携带的病毒有传染性，一般来说，一两百患者中，大约只有一个有明显症状。其次，天花可以一针消灭；脊髓灰质炎疫苗在贫穷的热带地区效果较差，可能是因为儿童感染的其他相关病毒与该疫苗病毒在肠道产生抗衡，结果，印度或巴基斯坦儿童需要多达10次注射才能确保免疫。

克洛斯对这次巴基斯坦战役进行了详细的民族志研究，让人们了解到这次战役面临的困难。例如，游牧家庭就很难跟进，怎样才能保证他们的孩子在规定的时间间隔内注射10

针呢？在那些几乎没有地图的地区，如棚户区，记录覆盖范围几乎是不可能的。有些地区居住着不同种族的人，这些地区非常危险，以至于女性疫苗接种人员不敢进入，但是他们知道，如果他们承认跳过了这些领域，就会失去工作和微薄的工资，所以他们作弊了。疫苗供应也存在问题，有时疫苗在计划扫荡某一特定社区的当天没有及时到达。

随着运动一年又一年地拖下去，最后期限一个又一个过去，人们开始感到疲惫和希望幻灭。克洛斯发现，许多社区级的疫苗接种人员对工资不满，他们的上司也越来越失望。太多的资源从其他更重要的事情（包括常规免疫）上被挪用于此。毕竟，脊髓灰质炎并不是巴基斯坦儿童健康的主要威胁。此外，越来越多的人感到，如果在十年的持续努力之后还没有根除，可能永远也无法根除。对于面临自然灾害、权力斗争、塔利班和许多其他问题的国家政府来说，根除脊髓灰质炎几乎不值得特别注意。

贫穷和弱小国家的政府不能冒险去触怒推动根除脊髓灰质炎方案的强大捐助者。一些国际专家认为，整个运动从一开始就是一个错误。2006 年，3 名科学家在《科学》杂志上发表了一篇文章，其中包括 WHO 西太平洋区域消灭天花运动的负责人蚁田功（Isao Arita）和主要参与者弗兰克·芬纳。在《脊髓灰质炎根除是现实的吗？》这一标题下，这些著名的公共卫生专家讨论了为什么根除脊髓灰质炎比根除天花困难得多。根除天花运动只用了10年，而脊髓灰质炎运动甚至延续到2006年，已经拖了18年，热情和资源不可能维持这么久。"鉴于所有的困难和不确定性，WHO是否应该继续其当前的全球根除计划？"2006年，他们的答案是"否"。应该采取更现实的"控制"目标，而不是根除脊髓灰质炎，并将脊髓灰质炎规划纳入WHO 2005年宣布的全球免疫远景和战略。领导根除天花运动的亨德森是另一位公开主张根除脊髓灰质炎根本不可行的人。

不过，尽管费用的增长超出了任何人的想象（或至少自己承认的原来想象），根除脊髓灰质炎运动的领导人之前没有、现在也仍然没有被吓倒。克洛斯说，他们的反应是无视批评，尽量减少困难，无休止地强调正在取得的进展。捐助者的怀疑态度是最大的担忧，而蚁田功、芬纳和亨德森等主要领军人物的批评是一种威胁。确保捐助者不撤出投资的战略，不仅仅靠WHO传递的乐观信息，还仰仗WHO和在确保该方案继续开展方面发挥了重要作用的扶轮国际（Rotary International）的最高级别参与人员的大力支持，他们确信脊髓灰质炎可以根除，确信这个目标的达成指日可待。这似乎已经成为一种信念。在这类问题上，在信仰问题上，对替代方案的批判性分析或建议根本没有分量。

在我写本书的时候，他们预期到 2018 年根除疟疾的目标将会实现。顺便说一下，根除的定义已经修改，为"没有新病例"，而不是 20 世纪 80 年代根除主义者的定义："不再需要免疫接种"。现在，人人都确信在 2018 年后疫苗接种必须继续进行，需要使用一种新的灭活（索尔克型）疫苗，以确保疫苗衍生病毒不扩散。如果到了 2018 年脊髓灰质炎确实得到根除（即使从今天的角度来说），那也花费了 30 年的时间，是根除天花时间的 3 倍。根除天花花了 1 亿美元的国际资金（按 1980 年的价格计算），而根除脊髓灰质炎大约已经花了 100 亿美元，到 2018 年估计将超过 150 亿美元。

全球根除脊髓灰质炎计划（GPEI）为支持其主张并确保捐助者继续提供支持，做了一项经济论证和一个模型，用以说明从长期来看将节省多少资金。斯维娅·克洛斯的研究还对该计划的政治现实提供了引人入胜的见解。GPEI 是谁的项目？在巴基斯坦，这被伪装成巴基斯坦卫生部的一个方案，卫生组织和儿童基金会的代表只作为顾问出席。然而，主导战略会议的正是这些顾问。尽管该运动是根据 1988 年世界卫生大会通过的一项决议开展的，但它也不再完全是 WHO 的一项规划。正如其网站所解释的那样，"全球根除脊髓灰质炎行动"是一个由各国政府领导，WHO、扶轮国际、美国 CDC 以及联合国儿童基金会牵头的政府民间合作方案。它有自己的管理和决策机构。有一个"监督委员会"，由 WHO、联合国儿童基金会、美国 CDC 和扶轮国际（以及盖茨基金会全球发展计划）的负责人组成，于 2015 年 9 月起由美国 CDC 主任主持。大部分工作委派给一个执行战略委员会，该委员会每两周通过视频召开一次会议，其主席和副主席分别来自 WHO 和国际扶轮社，而核心机构的脊髓灰质炎规划负责人也参与其中。还有一个脊髓灰质炎伙伴集团，每年举行两次高级（虽然比较低级）会晤，来"促进受脊髓灰质炎影响的国家、捐助者和其他伙伴之间更广泛的参与，利用其政治、通信、方案和财政能力，确保全球根除脊髓灰质炎计划（GPEI）具有实现根除脊髓灰质炎目标所需的政治承诺和财政资源"。本委员会可邀请各个国家的代表以及在根除脊髓灰质炎领域工作的其他潜在捐助者或非政府组织的代表参加。在这样的框架结构中，责任和问责制都模糊不清，很难确定。

第七章　政策：全球化世界中的疫苗接种

正如成功的根除天花运动激励了少数坚定的根除主义者发起根除脊髓灰质炎行动一样，GEPI 尽管尚未取得成功，也被用作新的根除行动的跳板。当根除脊髓灰质炎取得成功时（他们从未考虑过会失败），该运动将继续采用类似的组织模式，但目标疾病不同。计划中的目标疾病，特别是疟疾和麻疹，以前就列在议程上。20 世纪 50 年代初，美国在世界范围内发起了一场消灭疟疾的运动，但很快就失败了，于是他们转向天花。自从麻疹疫苗问世以来，美国 CDC 的流行病学家几十年来一直梦想着消灭麻疹。

1996 年，美国 CDC 与 WHO 和泛美卫生组织共同主办了一次关于消灭麻疹的会议。那次会议的与会者相信，全球消灭麻疹是可行的，并且这场全球性消灭麻疹运动将于 2005 年至 2010 年之间的某个日子实现目标，且"以全球消灭脊髓灰质炎行动的成功为基础"。他们还一致认为，根除麻疹运动要想取得成功，就必须给麻疹重新打上标签，让工业化国家的家长重新认识麻疹：

麻疹常常被误认为是一种轻微的疾病。这种误解在工业化国家尤其普遍，它会妨碍发展公众和政治上对分配有效消灭工作所需资源的支持……麻疹造成的疾病负担应记录下来，

改变人类的疫苗

特别是在工业化国家，以便让家长、医务人员、公共卫生工作者和政治领导人了解根除麻疹的好处。

正如我们之前看到的，默克公司首次在美国销售疫苗时就认识到了这一点。

尽管当地偶尔会暴发严重的麻疹疫情，但多年来，全球麻疹死亡人数一直在下降，从 2000 年的 50 多万人下降到 2010 年的不到 15 万人（主要在非洲和亚洲）。2010 年，世界卫生大会承诺到 2015 年将麻疹死亡人数在 2000 年的人数的基础上减少 95%（2000 年至 2014 年的实际降幅为 79%）。然而，对于根除者来说，控制是不够的，他们也不愿意等待全球根除脊髓灰质炎计划（GPEI）的成功结论。2012 年《全球麻疹和风疹战略计划》提出，到 2015 年底应确定根除目标日期，到 2020 年应在 WHO 6 个区域中的 5 个消除麻疹。科学家们一致认为，从技术上讲，根除麻疹是可行的，尽管比根除脊髓灰质炎更加困难。

如果说从根除脊髓灰质炎运动中可以得到一个教训，那就是根除的主要问题是社会、政治和组织方面的，而不是科学方面的。卫生保健领域的各种根除计划的结果广泛显示，各地

310

差别很大。然而，尽管全球政策制定者可能比 30 年前稍微谨慎了一些，但他们似乎没有能力或意愿认真对待反对意见。

与麻疹不同的是，很少有专家相信消灭疟疾的技术可行性，至少在现有技术下是这样。每年仍有 50 万人死于疟疾，其中大多数在非洲。目前有一个全球疟疾控制规划，并且自 1998 年以来已有一个名为"击退疟疾"的实体组织，由WHO、儿童基金会、开发计划署和世界银行发起，目标是协调控制该病。现在，该项目涉及大约 500 个伙伴组织，每年花费 20 亿~30 亿美元用于治疗、提供喷洒杀虫剂、蚊帐和诊断测试。在上次消灭疟疾运动失败 40 年后，盖茨基金会将其重新列入全球议程。人们认为要采取一种不同于以往尝试的战略，以逐步消除、控制和监督为基础。2008 年，WHO 召集的一个专家小组得出结论，在卫生服务运转良好的疟疾低传播率国家（因此不在疫情最严重的国家），使得疟疾停止传播是可行的。专家们认识到，主要的问题是，在疟疾不再是一个主要的公共卫生问题之后，疫苗接种仍必须维持多年。那么政治承诺能否持续？捐助者是否会继续提供资源？

新时代，新重点，新流程

在过去的 30 年里，像全球根除脊髓灰质炎计划（GPEI）这样的政府民间合作关系蓬勃发展，WHO 曾经具有的关键作用和地位已经不再有。20 世纪 80 年代，新自由主义意识形态的传播以及对自由市场力量的信任，意味着权力越来越多地与财力相关，而非道德地位。拥有更多资源的世界银行越来越多地参与到国家卫生系统的改革中来，而 WHO 继续致力于扩大基本卫生保健的范围，这与华盛顿标准不符。在新的意识形态制度中，制药业的影响力越来越大，而 WHO 这种组织是禁止和企业合作的，所以，根本不受制药业的待见。GPEI 只是建立在政府民间合作伙伴关系基础上的新机构之一。

1990 年成立的儿童疫苗倡议组织（CVI）在疫苗领域开创了这一新的模式。该组织的建立，是为了促进研制新的和更好的疫苗，最终研制出一种包含全世界儿童所需的所有抗原的通用疫苗。但在随后的十年中，CVI 的欧美捐助国之间出现了无法调和的分歧。尽管儿童疫苗倡议组织后来将重点从开发新疫苗转移到支持疫苗的引进，仍于 1999 年关闭。不过，在它的影响下，如凤凰涅槃一般，一个新的拥有更多资源的机构出现了，即全球疫苗免疫联盟（GAVI），此机构在2000年达沃斯世界经济论坛上宣布成立。比尔和梅林达·盖茨基金会和国际药品制造商协会联合会是这一机构的主要赞助者，此后这一机构成为疫苗政策的主导力量。全球疫苗免疫联盟已成为阐明和实施全球疫苗政策的关键行动者，该政策强调引进新疫苗。

新疫苗经过评估并获得许可后，如何才能纳入国家免疫计划？与旧疫苗不同，新出疫苗多半价格昂贵。对任何国家来说，在国家免疫规划中增加一种每次接种成本为数十欧元甚至数百欧元的疫苗，显然都是一笔巨大的公共支出。虽然最后通常由卫生部长做出决定，但许多国家都设有某种专家委员会为部长提供咨询意见，或应要求提供咨询意见，或主动提供咨询意见。一些制定了决策框架的国家有一套用于决定是否应该引进一种疫苗的标准。

在美国，具有这一咨询功能的是免疫实践咨询委员会（Advisory Committee on Immunization Practices, ACIP)，在英国则是疫苗接种和免疫联合委员会（Joint Committee on Vaccination and Immunisation, JCVI）。JCVI的任务包括审查与特定疫苗有关的不良事件的报告、展望未来，以及密切关注可能在中期上市的疫苗。在需要某种新疫苗的建议时，会设立一个特别委员会，审查有关该疾病的死亡率和发病率数据以及关于该疫苗的数据。委员会可能会委托制作一些数学模型来获取任何群体免疫效应，也可能会委托开展一些经济分析。最后，一个小组委员会对新疫苗的成本效益进行评估，并提出建议。因此，当且仅当其成本低于每质量调整寿命年（QALY）2000~3000英镑时，一种疫苗才会得到推荐。这里只考虑到卫生系统的费用，而不考虑家庭负担的费用（如休病假）。在所有这一切的基础上，小组委员会向疫苗接种和免疫联合委员会提出报告，然后向卫生部长提出建议。

这一切看起来似乎是完全理性的：改变国家免疫方案的决定似乎简单而理性地遵循清晰标准的客观应用，没有偏见、游说或意识形态。随着越来越多的疫苗可用，我们不仅需要进行选择，而且需要在政治上证明选择的合理性，这一点变得越来越重要。难怪其他工业化国家也产生了类似的决策模型。在贫穷国家，情况通常有所不同，尤其是在往往得不到类似详细的流行病学数据的情况下。此外，由于缺乏WHO推荐的昂贵的新疫苗所需的财政资源，贫穷国家的政府寄望于寻求帮助。全球疫苗免疫联盟就是在这种情况下发挥作用的。人均年收入不超过1580美元的国家（目前有54个国家）

可以申请全球疫苗免疫联盟的资助来引进新疫苗，他们需要依据规则准备一份提案，但联盟很有可能会派一名专家帮助他们准备。

当匿名采访顾问或根据他们的建议制定政策的公务员时，他们所描述的情况当然没有书面描述的过程所显示的那么客观和理性。引进一种新疫苗的决定通常更加政治化，除了疾病负担或成本之外，还有许多其他考虑因素。涉及哪些产业或战略利益？什么集团在进行游说？国际组织的代表（作为倡导者或顾问）如何参与决策过程？就像以前脊髓灰质炎疫苗接种一样，一种疾病的暴发可以产生社会和政治压力，从而引发行动。例如，由伦敦卫生和热带医学院（London School of Hygiene and Tropical Medicine）领导的一个国际研究小组进行的一项研究发现，在危地马拉和南非引起媒体广泛关注的腹泻暴发给卫生部长们带来了压力，因此引进了轮状病毒疫苗。关于在实践中决策是如何做出的，目前还没有很多研究提供深入的见解，只有少数研究给出了一个不那么令人放心的图景。参与决定引进新疫苗的医生和官员如何解释这一过程？有一点很明显的是，人们认为在这个问题上有很大发言权的人和机构，有时被有意排除在决策之外。因此，即便有与疫苗接种和免疫联合委员会相当的咨询委员会存在，也没有人咨询他们。在其他国家，也没有人询问 EPI 管理人员的意见。一些接受采访的官员解释说，在他们的国家，制药行业的游说发挥了关键作用。

来自游说者的压力，或者希望获得国际资助的愿望，并不是家长们希望听到的理由，但毫无疑问，这两者都发挥了作用。海伦·伯切特（Helen Burchett）和她的同事们发现，在危地马拉，EPI 的工作人员被要求在 2009 年年中提交一份引进轮状病毒疫苗的资金申请。他们拒绝了，因为他们觉得该项目还没有准备好引进一种新疫苗。2009 年 12 月，他们被告知无论如何都会引进这种疫苗。专家意见和正常的咨询过程都被忽略。在有资格获得全球疫苗免疫联盟支持的贫穷国家，似乎全球疫苗免疫联盟对轮状病毒、乙型肝炎或其他一些新疫苗提供资金这个事实本身就足以启动一项申请，无论国家以前的优先事项是什么。换句话说，获得全球疫苗免疫联盟资金的资助，可能比实际的卫生优先事项或考虑引进新疫苗的长期影响具有更大的政治影响力。

要注意的是，接受全球疫苗免疫联盟资助的国家，将逐渐承担疫苗费用，特别是在其国民收入超过全球疫苗免疫联盟的门槛之后。

引进HPV（人乳头瘤病毒）疫苗

在新千年之初，每年有50多万美国人死于癌症。2006年死于癌症的273 000名美国女性中，有3700人死于宫颈癌。虽然这个数字远远少于死于肺癌的72 000人或死于乳腺癌的41 000人，但这个数字也是无法忽略的。虽然几乎所有的宫颈癌都是由同一种病毒引起，即人乳头状瘤病毒（HPV），但很少有女性意识到这一点；而对此有所了解的人可能知道，大多数性生活丰富的女性可能会感染上这种病毒，不过该病毒很少会引发任何疾病，并且通常会自行清除。此外，如果该病毒引发了疾病，只要妇女定期做筛查（巴氏涂片），通常可以在疾病发展到癌变阶段之前就能得到诊断并接受治疗。

对于正在等待FDA批准他们的新HPV疫苗的默克公司来说，这些知识意味着疫苗的需求不会很大。事实上，对于个人消费者来说，这种要求注射三针的疫苗，每支价格大约是120美元，比任何现有的疫苗都要贵得多。这当然是一种能够预防某种癌症的疫苗。HPV是在性交过程中传播的，因此这也是一种经性行为传播的疾病（STD）。实验表明，在女孩青春期或青春期前、性生活开始之前注射这种疫苗可能是最有效的。

改变人类的疫苗

如果疫苗要取得商业上的成功，默克公司必须为其创造一个市场。在美国，他们可以利用大众媒体，以及后来的社交媒体，直接吸引潜在的消费者。这些推广运动最初的目的与其说是推销疫苗，不如说是提高对宫颈癌的重视，并使女性认识到它是由一种病毒引起的。由于这种病毒是通过性交传播的，所以在宣传的时候，要十分谨慎。通过分析默克公司的宣传活动，劳拉·马莫和她的同事解释了该公司是如何努力避免女孩性行为这类尴尬而有争议的问题：首先把宫颈癌作为一个主要的公共健康问题加以讨论，然后指出默克公司的疫苗〔命名为加德西（Gardasil）〕，是预防宫颈癌的最佳方法。

虽然宫颈癌造成的死亡人数不多，但经宣传，它已由一种相对罕见的、依靠简单的医疗保健便可预防、早期便可检测出来的癌症，摇身一变，成了一种必死无疑的宣判、一种"无罪的疾病"和重大的公共卫生问题。换句话说，在HPV疫苗的推广上，我们看到了与腮腺炎、麻疹疫苗推广时一样的"重新定义"策略。2006年6月FDA批准了该疫苗后，美国很快就采纳了该疫苗的使用建议：给11~12岁的女童注射疫苗，13~26岁的女性补种。该疫苗由克林顿总统在1993年设立的"儿童疫苗计划"提供，以便使来自贫穷家庭或美国土著家庭的女童也能注射。广告直接瞄准年轻女性，以女性团体和医生为目标人群的广告随之而至。制造商游说政府强制接种 HPV 疫苗，这一举措得到了美国 CDC 和其他一些活跃在女性和生殖健康领域的组织的支持。这种"强制性措施"需要在各个州推广。但这一建议引起了极大的争议，遭到的强烈反对不仅来自反对接种疫苗团体，还来自自由主义团体和宗教右翼，他们认为这是在纵容滥交。

在英国，疫苗接种和免疫联合委员会（JCVI）最初建议所有 12~13 岁的女孩接种疫苗，随后紧接着追加了针对 15~18 岁的女孩的宣传。JCVI 没有像德国同行那样担心疫苗保护期的不确定性，而是对保护期进行了有根据的猜测。已经进行的研究表明，假定疫苗保护期平均至少为 10 年，那么 12~14 岁的女孩的常规疫苗接种在 80% 的疫苗覆盖率下，可以被合理地预期为有效。人们预测初步的接受率为 70%~80%。2007 年，曼彻斯特的一项研究发布了首个与英国自身相关的实证数据。将近 3 000 名女学生被安排接种 3 次疫苗，其中 70% 的人在第一次接种时参与了，在第二次接种时参与人数略少（其中还有一些人只是在重新安排接种计划时才出现）。大部分解释为什么不让女儿接种疫苗的父母说，他们对疫苗的效果知之甚少。2008 年 9 月，英国启动了一项

319

全国性 HPV 疫苗接种计划，最初的目标是在一学年内提供 3 剂疫苗。

在此之前没有任何疫苗的引进能引发和 HPV 疫苗同样程度的争议，尽管争议的具体内容和发起者在不同的国家有所不同。在一些国家，人们发现疫苗生产厂家参与制造了舆论，因而意识到生产厂家可能对政界施加重大影响，这一点激发了它们对疫苗接种的抵制。医学协会和消费者权益保护组织发挥了重要但各不相同的作用。例如，在加拿大、新西兰、澳大利亚和美国，大多数医疗和公共卫生机构和社团支持一项自愿补贴方案。在加拿大和新西兰，女性健康倡导组织要么反对该方案，要么对实施的速度和缺乏对长期影响的了解表示担忧。疫苗接种开始后，这些讨论并未终结。在法国和西班牙，最近出现了要求赔偿因接种疫苗而造成损失的诉讼案件。2011 年，美国保守派共和党总统候选人米歇尔·巴赫曼（Michele Bachmann）被迫放弃她声称的疫苗造成脑损伤的说法。

在过去的几年里，大多数欧洲国家已经开始接种 HPV 疫苗。截至 2012 年，没有参与的主要是中欧和东欧的新欧盟成员国，这些国家的宫颈癌死亡率实际上高于西欧。奥地利是少数几个西欧国家中没有在全国范围内引进 HPV 疫苗（尽管可以买到）的国家，原因可能是疫苗价格不菲，也可能因为担心其不够安全。安德里亚·斯托克（Andrea Stockl）研究了 HPV 疫苗在奥地利、德国和意大利的引入情况。她指出，关于鼓励滥交的担忧在这些国家的媒体讨论中完全没有出现。

自这些方案开始以来，社会经历了各种变化。2009 年底，美国 FDA 批准"加德西"可以用于男孩，以保护他们免受生殖器疣和肛门癌的侵害。2011 年，美国 CDC 建议 11~12 岁的男孩接种疫苗。在英国，JCVI 发现，15 岁以下接种疫苗的女孩，两次注射的安排是有效的；2014 年 9 月，英国将 3 针计划改为 2 针计划。在英国，针对男孩的疫苗接种引起了争议，因为 JCVI 曾说过它正在等待相关模拟实验的结果，在结果出来之前暂时不会推荐针对男孩的疫苗接种。

在日本，政策走向了不同的方向。2012 年，在开始进行 HPV 疫苗接种之后，日本对 HPV 疫苗的接受率与其他地方相当。政府建议 12 岁的女孩接种疫苗，而日本家长选择信任他们的政府。2013 年 6 月，在报告了 2 000 多起不良事件后，该建议被撤回。卫生部没有暂停疫苗接种，但指示地方政府在对长期疼痛和麻木等副作用进行研究之前，不要推广疫苗的使用。在大阪府酒井市进行的一项研究发现，这件事情造成的影响是巨大的。在暑假期间，七年级的女孩应该去接种疫苗。2012 年暑假期间，近一半的人参加了疫苗接种，总体上超过 65% 的人接种了疫苗。第二年夏天几乎没有人出现，整体疫苗接种率降至 4% 以下。

与卫生系统和筛查工作组织良好的发达国家如英国或日本相比，宫颈癌在亚洲和非洲的发展中国家的死亡率要高得多。美国每年有 4 000 人死于宫颈癌，欧盟每年有 13 000 人死于宫颈癌。与此相比，WHO 定义下的非洲地区每年约有 57 000 人死于宫颈癌，东南亚地区约有 94 000 人死于宫颈癌。在非洲，癌症死亡率远远低于传染病、围产期死亡率以及呼吸道和腹泻病的死亡率。然而，在与癌症相关的女性死亡原因中，宫颈癌排在首位，高于乳腺癌（与西欧不同）。由于这些国家中很少有妇女能接受巴氏涂片筛查，因此，很明显，疫苗在这种情况下可以发挥作用。在有资格获得全球疫苗免疫联盟支持的 50 多个国家中，宫颈癌是妇女癌症死亡的主要原因。该组织及其赞助者面临的问题是，这种疫苗能否在那里有效地接种。全球疫苗免疫联盟支持了一些示范项目，并声称这些项目提供了肯定的答案。

第七章 政策：全球化世界中的疫苗接种

早在 2006 年，一个名为 PATH（健康适宜技术项目）的美国非政府组织就在印度、秘鲁、乌干达和越南启动了一个多年项目，在 70 个国家开展工作，年度预算约为 3 亿美元。这一组织也提出了可行性的问题。这本来不应该是一项临床实验，而是一项对实际可行性的探索，但这一差异后来受到了质疑。2011 年，全球疫苗免疫联盟将 HPV 列入了它将在贫穷国家支持的疫苗清单，它能够协商到的价格仅为每剂 4.50 美元，而在美国，每剂疫苗的价格为 130 美元。

然而，不确定性并未消除。

2009 年，PATH 与印度医学研究理事会（ICMR）和各邦政府合作，在印度安得拉邦和古吉拉特邦开展了一项 HPV 疫苗接种研究。该研究还被描述为一个示范项目，涉及 13 000 名年龄在 10~14 岁的女孩接种加德西疫苗（安得拉邦），以及 10 000 名接种希瑞适疫苗（葛兰素史克生产的 HPV 疫苗，古吉拉特邦）。一年后，一个女权主义者团队参观其中一个研究地点时，提出了异议。他们采访了接种过疫苗的女孩和卫生工作人员，发现许多实验参与者来自特别弱势的背景和社区，卫生基础设施严重不足，大多数女孩及其父母根本不知道自己是研究项目的一部分。女权主义人士得出结论，这项研究的方式违反了所有相关的伦理准则。据说有 4 人死于疫苗接种，但没有后续行动对其进行跟踪。这一团队得到的报告表明，许多副作用也没有被记录或调查。当这一女权组织发布他们的报告后，公众一片哗然。

尽管 PATH 的研究按计划将一直持续到 2011 年，但 2010 年 4 月，中央政府卫生部长宣布暂停在该国进行的所有 HPV 疫苗实验。尽管印度政府的一项内部调查为该项目开脱，结论声称死亡与疫苗接种无关，也没有违反伦理准则，但印度议会得出了不同的结论。

印度议会的卫生和家庭福利常务委员会说，这项研究违反了印度的法律法规。它的所有赞助者、PATH、ICMR 以及两个州政府都受到了批评。尽管这一研究被认为是一个示范项目（旨在探索如何最好地提供疫苗以及如何提高社区的认识），但议会委员会认为，它实际上应该属于临床实验范围，应获得所有研究参与者（其中许多是文盲）的适当知情同意，并应记录不良事件并进行随访。

对此，PATH 否认这是一项临床实验，因为没有对临床效果进行分析。这里有点奇怪。如果没有对临床效果进行分析，而且该研究不是临床实验，那么我们只能假设，HPV 疫苗在印度人群中和对印度人群的价值只是根据其他地方的实验结果想当然地杜撰出来的。在回顾其中一些事件时，批评者提出了一系列问题，涉及跨国制药公司、国际组织和外国非政府组织对该国卫生政策和优先事项的影响。他们质疑在印度引入未经证实的疫苗的合理性，以及疫苗的成本可能会从本已不足的筛查服务中掠夺资源。他们写道："疫苗不能替代全面的公共卫生服务。"需要解决的是人群易感性的原因，其中包括医疗保健的缺乏。2015 年，此案已提交印度最高法院审理。当中央政府最近宣布打算将 HPV 纳入国家全民免疫规划时，近 70 名公共卫生和妇女卫生组织代表以及卫生研究人员签署了一封反对该决定的信，并提交给卫生部长。

盘点：自由贸易年代

正如鲁道夫·路德维希·卡尔·菲尔绍（Rudolf Ludwig Karl Virchow）很久以前指出的那样，公共卫生一直是政治性的，而疫苗接种政策一直受制于政治的变幻莫测。不管年代如何变幻，无论是冷战期脊髓灰质炎疫苗在东德、西德接种的影响，还是在美国对克林顿儿童疫苗项目的抵制上，我们都能体会到这一点。然而，在过去 30 年中，或多或少与 20

世纪 80 年代新经济和意识形态秩序的出现相对应，支持疫苗接种政策的逻辑发生了重大变化。

在那个时代之前推出的所有疫苗都是为了预防夺去许多人生命的疾病，通常是儿童的生命。那时候疫苗接种是为了拯救生命，它也确实做到了这一点。不仅是针对白喉、百日咳和破伤风的旧疫苗，还有在 20 世纪六七十年代开发的针对脊髓灰质炎和麻疹的新型病毒疫苗，都挽救了数百万儿童的生命。由于脊髓灰质炎在温带北部国家引起了如此普遍的恐惧，一场疫情几乎总是会带来一场疫苗接种运动的迅速开始。

尽管公共卫生官员普遍相信疫苗的价值，但是麻疹疫苗接种开始得相对比较缓慢。在美国，疫苗制造商发起了一场广告宣传活动，试图将麻疹这种疾病重新定义打上"危险"的标签。在疫苗接种率普遍较高的西欧国家，决策者更关心的是家长是否愿意接受针对他们认为不严重的疾病的疫苗，如果家长不愿意，决策者担心强迫他们接种疫苗会破坏社会对整个免疫系统的信心，而政府会不惜一切代价避免出现这种情况。人们还担心疫苗提供保护的期限，这在最初也是未知的。如果麻疹病毒不能够在接受接种的儿童中找到滋生地，那么会不会在成年人中找到一个新的发源地？而成年人感染麻疹的后果会更加严重。即便接种疫苗毫无疑问对民众有益，但是在建议普遍接种疫苗之前，英国和其他欧洲国家的政策制定者希望得到以上问题的答案。

在腮腺炎的病例中，即使是在北美和西欧的医生中，接种疫苗的必要性也确实存在疑问。没人死于腮腺炎，虽然有潜在的并发症，但这些相对罕见，可以用抗生素治愈。如果流行性腮腺炎依然被认为是一种温和的疾病，一种伴随正常童年而来的暂时的痛苦，默克公司的新型流行性腮腺炎疫苗就没有市场了。因此，我们看到，疫苗公司致力于给这种疾病重新"贴标"，且这一战略正变得无孔不入。在广告和其他方式的影响下，美国的家长和他们的医生开始害怕腮腺炎。他们逐渐觉得这不再是儿童时期的正常现象，而是一种潜在的神经损伤的病因，因而开始对疫苗产生需求。腮腺炎疫苗的美国制造商默克公司，将其与麻疹和风疹抗原结合在一起，使其上市成为必然。

而在欧洲，制造商无法利用广告说服父母让孩子接种流行性腮腺炎疫苗，而且就算这样的广告得到允许播出，疫苗咨询委员会也没有被广告左右。荷兰开始接种腮腺炎疫苗有两个原因：首先，政策制定者确信，他们可以节省照顾患病儿童的成本。尽管目前还没有全国性数据支持这一观点，但从别处收集的数据足以证明。其次，邻国已开始接种腮腺炎疫苗，而人们越来越相信，欧洲一体化将要求每个国家与其他国家协调其接种计划。当然，尽管这些理由可能会说服政客们批准一种新疫苗的引进，但无法说服家长带孩子去接种。即使有免费的国家疫苗接种计划，家长们仍然必须确信腮腺炎、水痘、轮状病毒感染或乳头状瘤病毒感染是危险的，他们才会带孩子去接种。简而言之，荷兰的情况说明，用于做出决策的依据在不断变化。政策制定者如今面临的义务不再是倾听家长们的疑虑，而是让他们相信，他们没有理由怀疑。家长们必须接受这样一个事实：他们一直认为只是讨厌的东西，实际上是一种严重的疾病。

政策制定者必须说服家长，因为国家的各项决策受到越来越多的限制。在国家层面上，卫生决策者面临着各种压力要求他们"遵守规定"。在20世纪70年代，由于医疗预算面临压力，成本收益和成本效益分析成为很受决策者欢迎的补充理由，因为这些很容易证明接种疫苗物有所值。今天，尽管新疫苗比旧疫苗贵得多，经济成本也更加复杂，但人们仍然认为接种疫苗是预防医学领域一种在经济上十分合算的工具。当然，它可能确实如此，并且将来也会一直如此。但是，无论是否如此，答案必然会因国家而异（尽管通常并不是每个国家都有自己的数据，因此必须使用来自其他地方的数据），成本效益的光环与其紧密相连。

作为一项公共卫生战略，对于许多焦虑的、努力应对预算不足问题的政治家而言，疫苗接种有很多称赞的地方。与此同时，关于全球卫生的言论中充斥着疫苗接种覆盖率的统计数据，而全球疫苗免疫联盟等全球组织赞扬那些迅速引进新疫苗的国家，并对那些没有迅速采取行动的国家伸出了援助之手。疫苗覆盖率低，或者未能利用某种新疫苗（而邻国已经这么做了），都是令人羞愧的事情。卫生部长几乎不可能在全球论坛上公开支持某种可以替代疫苗接种策略的手段，这种支持至少是非常困难的。当然，在依赖捐助者对其大部分卫生预算提供支持的国家中，这些压力更为明显。即便富有的欧洲国家可以独立采取行动一段时间（如不引进水痘疫苗，只要求高危人群接种乙肝疫苗，或只对女童接种 HPV 疫苗），但邻国的决策和 WHO 指导方针的压力，以及制药行业的压力，最终会迫使他们就范。

当目标定位在全球根除疾病时，政客们面临着更大的压力，要求他们保持一致行动。无论资源多么有限，无论该国面临何种健康问题，这一全球目标都必须得到优先考虑。尽管有哈夫丹·马勒在很多年前的警告，根除某种疾病的想法仍受到一群有影响力的人热烈追捧。他们主要来自正在大力推动这个想法的美国。尽管在卫生系统脆弱的贫困国家，这可能要牺牲基本卫生服务，包括常规免疫接种才能完成。印度卫生领域活跃人士一贯质疑引进新疫苗的决策方式，他们认为疫苗政策与当地社区的卫生需求越来越不相符，而且他们并不是唯一的质疑者。各项重要的决定由超国家组织做出，其责任完全不明确。无论当今的疫苗接种政策反映了谁的利益，解决了谁的问题，很少有人相信疫苗接种政策反映了他们的利益或解决了他们的问题。

第八章

怀疑的根源

深层根源

本书讨论了疫苗作为一种特殊技术的用途：一套可用于保护民众和社区健康的工具，尽管不是唯一的工具，但到目前为止，疫苗是一种至关重要的工具。疫苗和其他任何工具一样，可以用得好，也可以用得不好；可以用得恰当，也可以用得不当。人们在科学方面有了新发现、新见解，就会寻找更好的工具、更好的方式。无论是开发智能设备、脑部扫描仪，还是进行基因测试，其创新者都是受到某个特定问题或实践的启发，希望自己的新工具能比现有的任何工具更好地解决问题，改善解决问题的方式。

　　科学技术发展的历史表明，一种新工具投入广泛使用后，使用者通常会寻找它的其他用途。新工具的生产和使用可以创造大量就业机会，各种专业操作和相应的机构也会应运而生。在本书中，我以汽车为例，说明了一项新技术是如何以不同的方式，影响着使用者或其他与之相关的人。疫苗也不例外。至关重要的是不要忽视新技术与其他技术的区别，也不能忽视新技术在使用方式之间的区别。

　　随着时间的推移，疫苗的开发和生产以及疫苗的相关政策和实践方式都发生了变化。尽管两者都随着 20 世纪的政治、社会和经济动荡而发生了变化，但方式有所不同，经历了不同的过程。在本书这最后一章，我将陈述我的观点：我认为正是这些在疫苗生产的组织方面和疫苗接种政策方面的变化，带来了对疫苗和接种的信心的缺失，而且这种情况很普遍，令广大公共健康专家甚为担忧。我想说的是，即便向家长提供有关各种疫苗的信息越来越详细，也永远解决不了问题。这种信心缺失的根源不在于不了解疫苗，而在别处。

　　首先让我简要总结一下前面几章中提到的详细的变化。

　　在 20 世纪上半叶，疫苗是由公共部门机构或私营公司研制和生产的，这些机构与私营公司与国家卫生部门有密切联系，主要服务于当地市场，并都愿意与公共部门合作来共同对付传染病。从詹纳、巴斯德和科赫那个时代开始，研发疫苗的科学家们关注的疾病就是那些致死和致残的疾病，即使后来研究转向困扰富裕国家的疾病，但他们早期研发的疫苗，如白喉、黄热病、麻疹和百日咳疫苗，对贫穷国家也有很大价值。

在 20 世纪 80 年代，情况开始发生变化。科学家们仍在探索制造疫苗的新方法，但是曾因为公共卫生利益而共享的相关技能和知识日益私有化，成了研发者的知识产权。之后，从未参与过公共卫生项目的生物技术公司进入该领域，它们关心的主要是出售其专业知识以获得尽可能好的回报，由此，疫苗行业发生了变化。

在市场经济的制约下，政客们忧心于医疗和疫苗开发费用的不断上升，褫夺了公共卫生系统处理国家卫生重点问题的权力和技能。他们认为疫苗开发最好由制药业来承担，尽管制药业在过去并不总是很可靠。在这个年代，让市场力量自由发挥作用，似乎是做任何事情的唯一途径。随着股东价值越来越受到重视，行业越来越以利润最大化为导向，企业对市场潜力有限的疫苗没什么兴趣。不过，现代疫苗是体现最先进科学技术的尖端产品，尽管开发难度大、成本高，但是潜在利益极大，所以，现在疫苗研发已经成为制药业的一个主要增长点。

从商业角度来看，开发一种利润空间很大的疫苗显然是有意义的。在公众还没有足够认知的情况下，开发这一市场，可能意味着必须让公共卫生决策者或广大民众重新认识某种疾病。新疫苗研发的目标是让全世界相信，如果可以制造出疫苗，就应该使用它。任何威胁，或潜在威胁，只要原则上可以通过接种疫苗来减少，就值得付出努力。

为什么要让你的孩子冒险呢？

总的来说，医疗保健不再局限于治疗疾病，"生活方式医学"的迅速发展已经证明了这一点。因此，同样地，接种疫苗的范围正在扩大，远远超出了对危及生命的传染病的预防。一旦疫苗开发的重点从应付对社区健康构成重大威胁的疾病转移到其他方面，情况就完全不同了。在以前，可从来没有必要说服人们去害怕肺结核、霍乱、脊髓灰质炎或黄热病，因为这些疾病带来的威胁是一目了然的。而现在，我们关于某些疾病的看法和观点可能受人影响而发生改变，所以疫苗企业或者其他机构进行大肆宣传，令我们害怕某些疾病，而这些疾病，我们的父母辈压根儿就不觉得有什么大不了的。现在，人们的消息越来越灵通，他们意识到，面对健康问题，光有新疫苗是不够的，而且新疫苗也不一定就是人们期待的。

而另一方面，政治和经济变化以及国际关系制度变化，对免疫接种政策产生的影响要大得多。但是，人们对疫苗和疫苗接种的看法，与疫苗的发展，产生了共鸣。

既然卫生系统资金严重不足，根本无法满足基本需求，那么为什么还要投入那么多到脊髓灰质炎疫苗接种上？对卫生服务遭到削弱的担忧不再局限于非洲国家。英国的物质匮乏社区进行的研究发现，生活在那里的人不信任那些影响他们健康和福祉的机构。这种不信任，不仅仅是指不相信医生和医院。人们对削减社区卫生服务所带来的后果感到不满，现在，这种不满情绪蔓延开来：

很快，研究参与者就清楚地认识到，"健康"是一个整体问题，与他们所处环境中的其他问题直接相关。很明显，当地人感到幻想破灭、在社交场所受到排斥……他们将自己对卫生服务的经验和看法与这种更普遍的感觉联系起来。

随着卫生服务和经济形势的紧缩措施的力度越来越大，情况变得更糟。即使在富裕国家，也有越来越多的人不得不依赖食物储备和食品券，越来越多的人无法支付房租或抵押贷款利息，也没什么指望能够找到一份体面的工作。因此，人们对主流政治和政客以及整个国家都感到越来越失望，因为它们似乎不愿意或无法采取措施来阻止对公共服务的侵蚀、公共机构的腐败或金融部门的过度行为。

20世纪70年代，在向免疫接种计划中添加新抗原时，欧洲的卫生政策制定者非常谨慎，比他们的美国同行谨慎得多，主要是考虑到成本问题，当然也有其他原因。在美国，疫苗生产商发起广告宣传，让人们了解麻疹及麻疹疫苗。而在西欧，政策制定者首先希望了解家长们是否会接受麻疹疫苗，毕竟在那里，人们普遍认为麻疹并不算是重病。所以他们担心，如果家长不情愿，强迫他们接种疫苗可能会破坏人们对整个免疫系统的信心，而他们绝不能让民众对免疫系统丧失信心。尽管英国和其他欧洲国家很快就确信麻疹疫苗接种是有益的，但他们还是希望先了解社会对该疫苗接种的接受程度。如今可容不下这种谨慎了，担心这个担心那个，都不是推迟疫苗接种的理由，目前政府面临的问题不是去听从民众的心声和犹疑，而是去劝说他们打消疑虑。

回想一下，腮腺炎疫苗问世时，连医生都不认为儿童有什么必要接种这种疫苗。如果大家都坚持认为腮腺炎是童年时期都会经历的短暂的痛苦，这种新疫苗就根本不会有什么市场。所以，就有了"重塑疾病"战略，而且这种战略已经变得无处不在。

在广告和其他方式的诱导下，美国的家长和医生都开始害怕腮腺炎，而当他们得知这不是儿童时期的正常现象，而是可能造成神经损伤的疾病时，对疫苗的需求就会增加。随后腮腺炎疫苗又与麻疹和风疹抗原组合成新的疫苗，所以接种腮腺炎疫苗就更加顺理成章。在荷兰，接种腮腺炎疫苗与拯救生命无关，只是为了节省照顾患病儿童的成本；而且，想要推进欧洲一体化，就需要协调疫苗接种安排表。当然，这样的观点也许能说服政客，但无法说服家长。如果希望家长也认为一旦孩子感染腮腺炎、水痘、轮状病毒或乳头状瘤病毒，他们的健康和生命就会受到威胁，还需要其他论据来说服他们，即引发儿童健康风险的公共论据。如果家长不相信这些论据，那么不仅疫苗接种目标无法实现，他们对整个疫苗接种规划的信心也将受到危害。

所以必须说服家长，否则接种率将会很低；而且在国与国的比较中，接种率低的国家将会看起来很糟糕。现在，各国代表越来越难以在国际会议上理直气壮地说，"我们有其他的优先事项要考虑"。他们承受着越来越大的压力，不得不顺应潮流。当"扩大免疫计划（EPI）"于20世纪70年代开始实施时，参与的国际组织，主要是卫生组织和儿童基金会，承诺按照各国政府选择的优先项目来协助扩大其免疫方案，也就是说，由参与的国家自行决定他们的优先事项以及他们最想要的疫苗计划。国际组织也会帮助他们收集人口和卫生系统数据，以便规划扩大免疫方案的基础。免疫接种将尽可能与其他儿童保健服务结合起来。这种情况下，必须优化的是医疗保健的整体质量，而不再是疫苗接种覆盖率。

如今，无论各国的需要或优先事项是什么，也不管他们是否拥有评估某种疾病负担的数据，其卫生官员都面临着压力，必须引进新疫苗。在全球根除运动领域，例如脊髓灰质炎运动及可能的后续运动中，他们面临的压力更为显著。全球根除计划，如GPEI，迫使那些可能面临重大卫生问题的国家将稀缺的人力、资金、注意力转移到那些根本不是他们优先考虑的事情上。

疫苗是公共卫生工具，可与其他工具一起用于保护民众，特别是儿童的健康。几十年前，人们清楚地知道哪种传染病对儿童的健康构成最大威胁。因为从根源上解决这些疾病难度太大、成本太高，所以疫苗才被视为是一种很有用的疾病控制手段。而如今，手段却已经变成目的，疫苗的覆盖面同疾病负担、生存质量一道，已经成为卫生领域进步的主要指标。疫苗接种覆盖率的统计数据随处可见。全球疫苗免疫联盟的网站上满是各种数据：如多少儿童接种了以及即将接种肺炎球菌或脑膜炎疫苗，等等；最近引进了某种新抗原的国家得到了赞扬。而某些国家接种率覆盖面不广，或者未能利用某种新疫苗，尤其是在邻国已经这么做的情况下，这样的数据对比就令人汗颜了。

显然，正如我此前指出的那样，那些依赖国际捐助来支付其卫生系统运行费用的国家必然是顺应压力、反应最积极的国家，因为他们不能对别人赠送的礼物吹毛求疵。而富裕的西欧国家有更多的回旋余地。例如，他们可以选择不接种水痘疫苗，或将乙肝疫苗接种限制在高危人群中，或仅向女童提供人乳头瘤病毒疫苗。但是他们也只能坚持一段时间。

我怀疑，短短几年后，（为了遵守邻国或WHO的指导方针，或来自制药业的）压力也将迫使他们顺应潮流。

总的来说，从整个世界来看，疫苗覆盖率正在上升。但同样明显的是，在一些世界上最富裕的国家，越来越多的家长不再让他们的孩子接种疫苗，或者至少没有完全按照推荐的接种安排表进行接种。公共卫生官员对此表示担心。如果覆盖率继续下降，群体免疫的好处可能会丧失。更严重的是，这有可能增加人们患麻疹或百日咳等疾病的风险。

很明显，我们需要了解现状，明确我们的行动纲领。不过首先，我们得弄清楚发展中国家疫苗接种率低，以及发达国家疫苗接种率下降的原因，这两者的原因非常不同：前者是由于组织不善，民众难以参与疫苗接种项目。研究表明，发展中国家中，疫苗接种服务的组织工作往往很少考虑到穷人在接种方面可能遇到的麻烦，而专业工作人员的傲慢和冷漠可能使问题恶化。但是发达国家的情况不同，接种率下降的根源一般是家长的决定，以及影响这些决定的信息和机构，和卫生服务的组织或接种的便利性关系不大。

抵制疫苗接种

最早开始大规模疫苗接种时，对此的抵制行为就已出现了。天花疫苗接种运动始于 19 世纪，当时就经常面临民众的抵制。这不仅仅是某些人拒绝接种疫苗，而是有些人反对疫苗接种这样的运动。他们组织起来发表自己的观点，试图影响他人。他们反对的往往不是接种疫苗的想法，而是强制接种疫苗这一事实。20 世纪初，卫生服务逐渐改善，许多国家修改了法律，允许人们出于个人认知或宗教信仰的理由而选择不接种疫苗，反疫苗接种运动逐渐衰落。

一些评论家认为，目前的批评疫苗接种的团体延续了 19 世纪晚期的反疫苗运动的思想。例如，将现代反疫苗运动使用的论据与 19 世纪那些进行比较，会发现两者十分相似，到了不可思议的地步，这表明反疫苗的核心信念和态度的传播从未间断。有人认为，反对接种疫苗通常源于精神或哲学上根深蒂固的信念，这种信念在两个世纪以来或多或少地保持着原样。那么，今天的"反疫苗主义者"是些什么人？他们的动机是否与 19 世纪疫苗反对者的信念和态度相同？

第二次世界大战结束后的几十年里，并不是所有的家长都理所当然地认为接种疫苗总是对他们的孩子有利的。诚然，反对脊髓灰质炎疫苗接种的人很少，毕竟，脊髓灰质炎造成如此多儿童死亡和致残的记忆一直未曾消失，大家都认同脊髓灰质炎极为可怕。每个人都看到过躺在铁肺里的人的照片和新闻短片，或者看到孩子们排着长队等着注射疫苗或口服糖丸。对大多数家长来说，保护孩子不受脊髓灰质炎的侵害是一件必须要做的事情，只有那些意志非常坚定的宗教团体才反对接种脊髓灰质炎疫苗。包括荷兰在内的一些国家，这些宗教人士的观点受到尊重，而且疫苗接种也从来不是强制性的。但是在工业化国家，人们觉得麻疹和腮腺炎并不可怕，几乎所有的儿童都感染过腮腺炎，也没谁受到伤害，所以需要花费大量的时间和努力来说服家长，因为大多数家长认为这些疾病对孩子的童年没什么影响，所以没必要让孩子接种这些疫苗。

要取得成功，就必须用某种方式来说服或诱导家长。在一些地方，政府的建议便已足够；但是在其他地方，卫生部门必须求助于公关活动和广告技巧。不过，在当时的工业化国家，很少或根本没有组织反对接种疫苗，19世纪反对接种疫苗的论点也几乎无人知晓。但是到了20世纪70年代后期，反对疫苗的观点再次出现，而且来势汹汹，一些疫苗的接种率开始下降。公共卫生医生和政客们想知道发生了什么，他们需要一个解释。

百日咳疫苗接种是关注度很高、最常受到批评的问题。自 20 世纪 50 年代以来，预防百日咳的疫苗（百日咳苗）得到广泛使用，通常在百白破（DPT）疫苗中与白喉和破伤风类毒素联合使用。百日咳可致幼儿死亡，自疫苗出现以后，其发病率急剧下降。但是百日咳疫苗有副作用，许多孩子接种后反应很严重，感觉非常痛苦。虽然从医学的角度来看，这种副作用并不严重，一般一两天内就会消失，但还是让很多家长感到担忧。

到了 20 世纪 70 年代末，年轻家长们不再记得大范围接种疫苗之前百日咳流行的可怕情形，因此百日咳疫苗的这些副作用开始被放大。随后，疫苗可能导致脑损伤的谣言开始流传，并似乎得到了流行病学研究的支持。

在瑞典和英国，一些医生质疑给所有婴儿接种百日咳疫苗是否明智。在瑞典，贾斯特斯·斯特罗姆（Justus Strom）教授估计，接种了全部 3 剂疫苗的儿童永久性脑损伤的概率为十七万分之一。

在英国，格拉斯哥大学公共卫生教授戈登·斯图尔特（Gordon Stewart）对这种疫苗也持类似的批评态度。他的观点引发了一场争论，这场争论一直从医学期刊蔓延到各种日报上。20 世纪 70 年代末，《卫报》对此进行了详细报道。家长们建立了一个疫苗损害儿童家长协会，要求赔偿他们认为是百日咳疫苗造成的损害。国会开始介入此事，1979 年，英国政府出台了《疫苗损害赔偿法案》，理由是如果国家建议接种疫苗，那么在发生伤害时，国家应该承担责任。

日本也发生了类似的争议，引发了一场关于疫苗相关不良事件的全国性辩论。在这些国家中，对百日咳疫苗的信心在整个 20 世纪 70 年代急剧下降，疫苗接种覆盖率也随之下降，在瑞典和日本尤为明显，这两个国家的疫苗覆盖率从 80%~90% 降至 10% 左右。

在美国，公众对疫苗的担忧引发了数百起诉讼，索赔数十亿美元。由于担心官司缠身，除了两家美国 DPT 生产商外，其余的生产商都退出了市场，这又引发了对疫苗短缺的担忧。1986 年，美国通过了《国家儿童疫苗伤害赔偿计划》，该计划旨在使父母放心，但最重要的是使疫苗制造商放心。

对公共卫生当局来说，至关重要的是恢复公众对整个疫苗接种方案的信心。在英国，卫生部顶住了要求撤回疫苗的压力，安抚了民众。渐渐地，疫苗接种覆盖率再次上升。然而，瑞典和日本当局都暂停了百日咳疫苗的接种。这两个国家的专家都认为，需要一种新的、更安全的百日咳疫苗，现有的疫苗不应再使用。正是在这种背景下，日本科学家开始研发不会产生这些副作用的新疫苗。在原来工作的基础上，疫苗制造商生产出了一种新的非细胞百日咳疫苗，这种疫苗中去除了引起副作用的表面蛋白。

在20世纪70年代，引起英国和瑞典百日咳疫苗接种率骤降的争议并没有影响到荷兰，尽管荷兰对斯图尔特的工作也有所了解，但是他的观点并没有在荷兰引起关注。荷兰的主要医学杂志上也发表了英国报道大脑损伤的参考文献，但没有人认为值得在荷兰进行类似的研究。在整个十年中，无论是日报还是流行的女性杂志，都没有刊登任何关于接种百日咳疫苗可能导致脑损伤的相关警告信息。无论是因为媒体的反应截然不同，或是因为荷兰的医学共识，还是由于国家公共卫生研究所（RIV）在调查某一例疑似脑损伤（后来发现是由于其他原因造成的）病例时的迅速行动，总而言之，荷兰避免了这些争议。公众对疫苗的信心没有下降，疫苗接种覆盖率没有下降，也没有公众要求赔偿。

在英国，尽管人们最终恢复了对百日咳疫苗的信心，但在20世纪90年代，人们对疫苗接种的态度还是发生了变化。报纸投入越来越多的版面来刊登疫苗接种相关信息，这表明人们越来越普遍地关注这一问题。一项研究发现，到20世纪90年代，疫苗相关主题的文章数量大幅增加，专门讨论疫苗安全性的文章所占比例也在增加。此外，正是在这个年代，对疫苗接种持批评态度的组织开始重新出现。这些组织大多数是由家长建立的，他们或要求提供关于疫苗的更完整、更全面的信息；或希望有选择疫苗种类的权利；或希望能在疫苗接种出现问题时更容易获得赔偿。

在英国，1992年成立了"知情家长"组织（The Informed Parent），其目的在于促进在疫苗接种方面的选择自由。为了支持这一目标，该组织提供了各种疫苗的信息，并鼓励家长考虑接种疫苗之外的其他选择。1994年，约翰和杰基·弗莱彻夫妇（Jackie Fletcher）发起了"正义、觉悟和基本支持"组织（Justice, Awareness and Basic Support, JABS）。弗莱彻夫妇坚信MMR疫苗（麻疹、腮腺炎和风疹联合疫苗）损害了他们孩子的健康，于是联系了其他有同样想法的父母建立了这一组织。JABS 特别将自己定位为一个支持受疫苗损害儿童的组织，其主要目标是"认可"和"赔偿"。JABS 的一个主要项目是向法院提起诉讼，要求赔偿由 MMR 造成的损害。英国的另一个组织是疫苗认知网络（Vaccine Awareness Network），该网络由两位家长于 1997 年创建，因为他们对疫苗信息的准确性和有效性感到不满。这个网站解释说，它的目标是让家长们能够在充分知情的情况下选择他们孩子要接种的疫苗。

虽然在 20 世纪 70 年代，关于百日咳的争论并没有影响到荷兰，但是在 1994 年，荷兰也成立了一个疫苗批评协会——NVKP。它的发起人中一些是家长，而另一些则是因为他们的职业经验而反对疫苗的人。他们发现几乎没有正统医学的从业者能给予他们满意的回答，于是建立了 NVKP。

如今大概很少有人记得 20 世纪 70 年代百日咳疫苗引发的争议。最近这场关于 MMR 疫苗的类似争论取代了它。1998 年 2 月，在伦敦工作的胃肠病学家安德鲁·韦克菲尔德（Andrew Wakefield）与 12 位合著者在《柳叶刀》（*Lancet*）杂志上发表了一篇论文，认为 MMR 疫苗会导致儿童的自闭症和肠道疾病。这篇论文的数据来自一个没有对照的非常小的样本，很快人们就开始批评它的实验方法不正确。12年后，记者布莱恩·迪尔（Brian Deer）证明了这篇论文的数据存在欺诈，英国医学总会（General Medical Council）也认为，这项研究的实施是违反伦理学准则的。《柳叶刀》撤销了这篇论文。

2011年，《英国医学杂志》的编辑指出，尽管已经给予韦克菲尔德足够多的机会来重新证明这篇论文的发现，或者承认自己犯了错误，但他拒绝这样做。不仅如此，2004年，他也不愿意和他的12位合著者一起撤回论文："尽管他现在名誉扫地，临床和学术资历被剥夺，但他仍然坚持自己的观点。"与此同时，"由于媒体报道有失公正，政府、研究人员、期刊和医疗行业的回应无效，这篇论文对公共卫生行业的损害仍在继续"。尽管有大量的研究证明MMR和自闭症之间并无关联，但很明显，仍然有人，也许是很多人，并不相信这些研究结果。

而且人们一直没有忘记安德鲁·韦克菲尔德。他现在住在美国，据报道，2016年8月，他会见了当时的总统候选人唐纳德·特朗普。

2016 年 3 月，一部几乎无人看过的电影引起了短暂的骚动。这部电影由韦克菲尔德执导，名为《疫苗黑幕：从隐瞒到灾难》。3 月 26 日，《纽约时报》刊登了一篇题为《翠贝卡电影节上演一部反疫苗电影》的文章。翠贝卡电影节的主任是演员罗伯特·德尼罗（Robert DeNiro），他有一个患自闭症的孩子。德尼罗为他放映这部电影的决定进行辩护，称这有助于对围绕 MMR 疫苗与自闭症之间的假想联系展开公开讨论，而自闭症对他和他的家人来说都是一个重要问题。据报道，这部影片主要内容是对韦克菲尔德本人以及一位名叫威廉·汤普森的男子进行的采访，人们认为是汤普森举报了 CDC，认为 CDC 曾捏造数据证明 MMR 疫苗的安全性。在为这部影片的内容辩护了两天后，德尼罗发表声明称，他最终决定将此影片撤出电影节。大家都松了一口气。

3 月 29 日，《卫报》刊登了一篇文章，题为《科学界如何团结起来反对翠贝卡的反疫苗电影》。"反疫苗纪录片《疫苗黑幕》在罗伯特·德尼罗电影节上一经宣布放映，专家们就联合起来反对"。在文章中，这家报纸常驻美国的首席记者埃德·皮尔金顿（Ed Pilkington）讲述了电影放映的消息公布后，"一些科学家、自闭症专家、疫苗倡导组织、电影制作人和赞助商"是如何联手发表反对意见的。正如各大报纸意料到的那样，一些愤怒的电影制作人指责电影节的审查制度，认为将该电影撤出电影节，是对言论自由的侵犯。

事实上，直到最近，关于疫苗接种率下降的问题，医疗和公共卫生媒体公布的解释只有一个。大家一致认为，这是由于一场莫名其妙重新出现的反疫苗运动引起的，这一运动把安德鲁·韦克菲尔德视为一个受迫害的英雄。现在，像JABS 和 NVKP 这样的现代反疫苗组织拥有比他们 19 世纪的前辈们更强大的传播信息的方式。当这些对疫苗持批评态度的群体出现时，没有人想过他们为什么会出现。

此后，梅奥诊所（Mayo Clinic）疫苗研究小组的两名医学科学家解释说，反疫苗接种运动（他们称之为反疫苗运动，其实不是一回事）"对疫苗项目产生了巨大的干扰，甚至导致研发终止，结果则是发病率和死亡率上升"。他们认为，"反疫苗运动严重影响了州和国家公共卫生政策，并危害了个人和社会健康"。这一观点在公共卫生界得到广泛认同。类似观点的论文在专业文献中受到广泛引用。

他们认为，现代反疫苗运动极为危险，因为它有其前身无法想象的传播信息的方式："反疫苗组织不仅利用互联网加强了他们在辩论中的存在感，而且对媒体和公众夸大、传播和戏剧化了疫苗负面反应的案例。"传统媒体对科学一无所知，又渴望引起轰动，所以，也有责任。

公共卫生专业人士担心，家长们在寻找关于疫苗的信息时，很可能会一不小心就踏入反疫苗网站。他们到底能在那里找到什么？反疫苗组织中的许多人声称接种疫苗的不良反应没有得到充分的报道；疫苗会导致自闭症或糖尿病等特发性疾病；疫苗政策是由制药公司为了盈利而制定的。现在仍然有很多这样的网站，声称疫苗是生物毒药，充满了诸如防冻剂和甲醛等有害添加剂，导致了各种特发性疾病，当然包括自闭症。许多人还提出了家长权力的问题，当家长不被允许对孩子的健康做出自己的选择时，这些权力就被侵犯了。与疫苗相关的问题现在也出现在社交媒体上。虽然没有实际证据表明它们对现实行为的影响：

但对 YouTube 免疫视频的一项分析发现，32% 的人反对接种疫苗，并且这些反对疫苗接种的视频的收视率和浏览量高于支持接种疫苗的视频；45% 的负面视频传达的信息与参考标准相矛盾。YouTube 上关于 HPV 免疫的分析……发现 25.3% 的视频中有关疫苗接种的信息是负面的。

易受攻击的目标

将疫苗接种率下降归因于人们受互联网传播的错误信息的引导，这一点在国际公共卫生领域特别具有吸引力。指责推广垃圾科学的团体，就是把责任归咎于一个大家都看得到的罪魁祸首。反疫苗组织通常是可以被击败或者揭穿的。由于它们主要存在于网上，因此可以采取措施确保搜索引擎将支持疫苗的官方网站放在首位。这并不是此前或现在使用的唯一策略。

特别值得注意的是，在澳大利亚，反疫苗接种者遭遇到了诽谤和恐吓，澳大利亚疫苗接种网络（AVN，梅尔·多利建立于1994年）就是遭受攻击的目标。伍伦贡大学的教授、社会学家布莱恩·马丁（Brian Martin）一直关注这场攻击。马丁说，AVN和其他地方的反疫苗者差不多，这个网站大约有2 000名会员订阅，最近还弄了一本杂志。但是和其他地方类似组织的不同之处在于，AVN面对的反对派的攻击比较恶劣。布莱恩·马丁说，有一个名为"阻止澳大利亚疫苗接种网络"（Stop AVN，简称SAVN）的组织，该组织成员对替代医学抱有敌意，是疫苗接种的狂热支持者，成立于2009年。该组织宣称其目标是迫使AVN关闭网站、停止出版杂志，并阻止媒体对 AVN 或其主要成员进行报道。SAVN 在其脸书（Facebook）账号上宣称，AVN "认为有一个全球性的阴谋，即通过接种疫苗给人植入精神控制芯片"。这一指控十分古怪，后来慢慢消失。"后来，SAVN 的成员在网上辱骂 AVN 和那些发表公开评论的 AVN 成员，特别是多利……还有，SAVN 的成员和其他人向政府机构提出了大量针对 AVN 的正式举报。"后来布莱恩·马丁自己也成了被攻击的对象。

对多利这样的反疫苗接种组织进行的攻击，转移了人们对其他难以处理的问题的注意力，掩盖了一种可能性，即对疫苗接种的抵制，可能在某种程度上反映了疫苗接种计划在某些方面存在不足，甚至也许有更严重的问题。循证研究表明，将一切归咎于反疫苗接种组织是站不住脚的。有些研究不仅仅是简单地假设动机，还让家长们有机会发表看法，其结果表明，对疫苗接种出现抵制，其中涉及的问题要复杂得多。互联网不是影响家长对接种疫苗的看法的唯一因素，而且往往不是最重要的因素。对许多家长来说，是否给孩子接种疫苗，要做出决定是相当困难的，因此他们会向朋友、家人、邻居以及他们的医生寻求帮助。

2001 年，当人们对 MMR 的恐惧还记忆犹新的时候，一

改变人类的疫苗

个针对英国家长的专题研究小组发现：

> 所有的家长都觉得很难做出决定是否让孩子接种 MMR，而且他们都受到了卫生专业人员的压力，最终不得不接受疫苗接种。卫生部一再保证，MMR 对孩子来说是最安全、最好的选择，但家长们并不相信。许多家长虽然让孩子接种了 MMR，但并不是心甘情愿的。

> 医学专业人士也并不完全相信 MMR。采访发现，当英国的全科医生和健康咨询者得知他们给家长的信息明显比较片面时，对此深感不安。另一个众所周知的事实是，如果全科医生完成免疫接种目标，就能从 NHS 获得额外的报酬，这一事实也让患者对医生失去信任。

> 几年后在英国南部沿海富裕的大学城布莱顿进行的一项研究发现，人们对疫苗接种的态度受到个人和家庭病史的影响。一些母亲认为自己的孩子易受疫苗伤害。例如在考虑接种 MMR 疫苗时，这些母亲们并不是胡思乱想，而是会详细地考虑接种这个疫苗会影响到孩子的哪个方面的健康。她们希望为孩子的幸福负责的是自己，而不是国家。其中一位母亲，也是一名护士，解释说总的来说她并不反对 MMR 疫苗，

她只是不确定 MMR 是否真的安全。在她看来，如果需要对孩子的事做决定，那么做决定的应该是家长：

> 我只是认为家长应该能够进行选择，你知道的，这样你就可以自己做决定。除非有证据表明它与自闭症完全没有联系，它是完全安全的，否则我认为我应该能够有权选择不接种疫苗，那就是我当时的感觉，我想要做出那个选择，那就是我为我的孩子们所做的选择。但我只是认为所有的父母都应该有这样的选择权。

在某个特定的地区进行这样一项研究的价值在于，它表明人们对疫苗接种的看法并不完全是个人的看法。由于人们与朋友和邻居交换意见，因此，关于疫苗的特定看法在特定地区往往占主导地位。这使得一些研究人员开始讨论"地方性疫苗文化"。因此，该研究披露的一些细节可能是针对该研究所在的布莱顿地区的。然而，研究人员在与不同地方的父母交谈时发现，他们表达了类似的情绪。在加拿大魁北克最近进行的一项研究中，研究人员在孩子出生前后的几周采访了一些女性。这些母亲通常认为旧疫苗是安全且有价值的，但对新疫苗，如水痘或轮状病毒疫苗，则不太确定。许多给孩子接种疫苗的母亲在回顾过去时，都不确信自己做出的决定是否正确。巴西的一项研究也发现了类似的情况，对圣保罗受过教育的中产阶级家长样本的采访发现，他们对疫苗接种的怀疑与 MMR 无关。他们的怀疑是一种更为复杂的症状，再多的疫苗安全信息也无法减轻这种症状。他们的怀疑反映出对信任的丧失，以及对日益技术化和非人性化的医疗实践的一种更为广泛的不满。正是这种担忧导致了补充和替代医学在世界许多地方日益流行。巴西妇女正在采取有选择的接种方法。正如某人所说：

对于新疫苗，我们想方设法了解更多关于它们的信息，看看是否值得接种。但是对于主要的疫苗，我们选择进行接种。对于最危险的和最传统的疾病，我们按接种卡的要求来接种疫苗进行预防。我们更深入地研究的是较新的那些疫苗。我们会听取他的（儿科医生）意见，有些疫苗不给孩子接种。

此前，我引用了美国大学教师尤拉·比斯（Eula Biss）的著作。她在书中描述了自己在怀孕期间开始考虑免疫接种的经历。她写道："她的世界，一个由受过教育的专业人士组成的世界，实际上充满了对疫苗接种的怀疑、焦虑和不信任。"是否给孩子接种疫苗？他们都心存犹疑，和在这些研究中接受采访的巴西和法裔加拿大家长差不多。换句话说，

356

现在有来自世界各地的证据表明，许多家长，特别是受过教育的中产阶级家长，不再愿意充分相信疫苗接种的建议。实际上拒绝给孩子接种疫苗的家长只是冰山一角，对疫苗接种的怀疑更为普遍，即便很多人让孩子按照时间表接种所有推荐的疫苗，但他们心底仍然抱有怀疑。

疫苗：犹豫不决和满怀信心

最近几年人们都爱用非黑即白的方式来思考，简单地将人群分为接受疫苗和拒绝疫苗，这样可行不通，因为许多家长，无论他们最终决定是接种还是不接种，对疫苗的态度其实算是犹疑不决，并非简单的支持或反对。十年前，人们会把"拒绝接种疫苗者"当作"反疫苗主义"的根源；而最近几年，公共卫生界开始关注的是"疫苗犹豫"。

2009 年，WHO 的疫苗咨询小组（SAGE）指出，在欧洲，根除麻疹的努力受到各种各样的阻碍，其中包括缺乏对这一目标的政治和社会支持、反疫苗团体的宣传、对立的宗教和哲学信仰、相互争夺卫生资源的卫生优先事项以及一些东欧国家卫生系统改革造成的问题等。人们显然没有意识到将"缺乏对该目标的政治和社会支持"与"反疫苗组织的宣传"相提并论是多么的讽刺，得出结论，WHO 欧洲区域需要一种新的、更积极的战略来应对反疫苗接种运动。

这份"疫苗犹豫综述"指出，2010 年，要求欧洲地区"利用欧洲免疫宣传周作为一个平台，提高公众对疫苗接种益处的认识，打击反疫苗接种运动传播的虚假信息"。人们不愿意或者是没办法放弃这样一种观点：这都是反疫苗运动的错。各种声明模棱两可，因为人们传统的根深蒂固的思维方式无法也不可能理解如此难以捉摸的现象。2010 年 1 月，一个"监测公众对免疫接种的信心"的项目开始实施。其意图在于，在全球信息网络的帮助下，通过监测互联网和社会媒体，应该有可能了解公众对疫苗的态度。换句话说，该项目应用了数字信息技术来收集数据。流行病学家已广泛应用这一技术，通过监测信息传递高峰来跟踪新出现的流行病暴发。这种新的数字信息流行病学的理论依据是，在没有收集和分析官方统计数据之前，流行病暴发将导致受影响地区的人们非常频繁、集中地通过数字媒体进行讨论、传播信息。这个项目的依据是，可以使用类似的方法来跟踪新出现的、与特定疫苗或免疫规划有关的问题。也就是说，通过使用从社交媒体中提取的数据，进行时间和地理位置的映射，来了解疫苗批评意见或谣言的传播。

2012 年，SAGE 成立了一个"疫苗犹豫问题工作组"，任务是定义"疫苗犹豫"的概念，制定衡量"疫苗犹豫"的指标，并就如何最好地解决这一问题向 SAGE 提供建议。由于文献中没有既定的定义，所以对于"犹豫"这个带有明显负面含义的词语是否是最好的表达方式，人们进行了很长时间的讨论。"信心"这个词更合适吗？工作组决定坚持使用"疫苗犹豫"，他们将其定义为"尽管得到了疫苗接种服务，但人们仍然延迟接种或拒绝接种的表现"。"疫苗犹豫"是一个复杂的概念，受特定环境的影响很大，随时间、地点和疫苗的不同而不同；它受到当事人的高度自我认知、接种疫苗的便利性和当事人对疫苗的信心等心理因素的影响。换句话说，目前的问题与以前家长由于缺乏信息，或在获得疫苗接种服务方面面临的财政问题或其他障碍而导致接种率低的情况明显不同。而且，"疫苗犹豫"问题要关注的焦点应该是受过教育的城市中产阶级家长，他们因为不完全相信接种疫苗的好处而犹豫不决，可能最终决定不给自己的孩子接种疫苗。

人们正以越来越大的热情接受"疫苗犹豫"这一概念。相关文章在越来越多的学术出版物上发表，公共卫生领域有影响的人物也在强调其研究价值。例如，在著名的《科学》杂志的一篇社论中，巴里·布鲁姆（Barry Bloom）——哈佛公共卫生学院前院长——和共同作者在文中强调，有必要"研究人们是何时以何种方式形成对疫苗的态度和信念，人们如何做出决定是否要进行接种，如何最好地向犹豫不决的家长提供疫苗信息，以及如何确定疫苗的确可预防疾病暴发"。

这篇文章和其他大多数关于这一主题的文章显示，"疫苗犹豫"的概念在很大程度上体现了公共卫生专业的核心假设。我个人认为，这些假设实际上会阻碍对所涉及内容的真正理解。在 SAGE 会议上，疫苗接种专家要求对"疫苗犹豫"作出明确的定义，并借助这种定义来衡量这种现象。正如我前面指出的，使用清晰定义的一个问题是，它会去掉围绕着一件艺术品、一种实践或一种信仰而产生的、有着潜在冲突的多样性。这些意义的多样性可能至关重要，同样，它们与疫苗接种的实践和资源限制之间的相互作用的方式也可能至关重要。

还有一种假设认为关于疫苗接种的信念是稳定的（"如何以及何时形成的"），不过我对此表示怀疑。试图固定某些东西，并使其能够测量出来，可是要付出代价的。即使论文作者清楚地意识到"疫苗犹豫"有着复杂的根源，但是除了把已有的工具应用到他们所知道和能够测量的东西上（实际上就是未接种疫苗的比率）外，他们似乎也别无他法。例如，在最近一篇题为《美国疫苗犹豫的流行病学》的文章中，来自两所主要大学公共卫生学院的研究人员表明，他们非常清楚这一问题十分复杂。他们在文中指出，人们对生产疫苗的大型制药公司以及推广疫苗的政府的信任度正在下降；人们普遍对制药行业、医疗行业和政府之间的关系感到焦虑；家长们不再希望被告知如何保护孩子的健康，等等，所有这些社会文化的变化都导致"疫苗犹豫"。然而，文章最后写到，"疫苗犹豫"不知何故变成了"疫苗拒绝"。正是这种拒绝接种疫苗的做法对个别儿童和社区都构成了风险，需要加以解决。

人们需要加强努力，来改善和保持公众对疫苗，特别是基于证据的干预措施的信心。这意味着可以利用流行病学和公共卫生工具找到解决办法，解决问题。对此，我个人并不认同，这儿有一个例子可以支持我的观点。

在世界许多地方，最近 HPV 疫苗接种运动未能引起预期的公众反应，显然，这并不是由于互联网上的反疫苗宣传带来的后果；2013 年，日本政府撤回了所有 12 岁女孩都要接种疫苗的建议，这更不是因为反疫苗宣传的结果。显然，要弄清楚原因，需要进行更深入的调查。而且人们已经开始进行许多关于 HPV 病毒摄取的研究，这些研究主要是在美国进行，也在欧洲国家实施。世界范围内关于 HPV 疫苗接种覆盖率的数字显示，各国之间存在相当大的差异。

挪威处于其中一个极端。当得知女孩在十多岁就能够自愿接种 HPV 疫苗时，78% 的人选择了接种，其中 95% 以上（占全部女孩总人数的 74%）的女孩完成了全部 3 次注射。通过研究统计数据，研究人员发现各组之间存在一些差异，但差异很小。在接种疫苗时，母亲年龄超过 50 岁的女孩比母亲年龄更小的女孩参与接种的可能性略低。母亲受教育程度最低的女孩接种 HPV 疫苗的比例略高，母亲受教育程度最高的女孩接种 HPV 疫苗的比例略低。当然，挪威拥有相当平衡的人口组成、平等主义的传统以及比大多数国家更为发达的福利，很少有国家的接种率能比得上挪威。

与 74% 的挪威女孩接受了全部 3 次注射相比，只有 39% 的德国女孩接受了全部 3 次注射。或者将挪威与美国进行比较，2014 年，在美国有 60% 的 13~17 岁女孩接受了一次注射，但只有不到 40% 的女孩接受了全部 3 次注射。此外，群体间的差异要比挪威大得多，不过就其差异的性质进行的研究得出的结论却相互矛盾。一些研究发现，白人女孩的疫苗接种覆盖率较低，而其他研究则发现，尽管宫颈癌在少数民族女孩中更为常见，但白人女孩疫苗接种覆盖率较高。即使年轻的非洲裔美国女性可以随时获得医疗服务，但她们接种 HPV 疫苗的可能性也低于白人女性。对少数亚裔柬埔寨女孩进行的一项研究发现，几乎没有人按日程安排完成全部接种。在 13~17 岁的女孩中，33% 的人注射过一针，而只有 14% 的人注射过 3 针。虽然对这一现象的解释多种多样，但在我看来，将疫苗接种方面的资源限制和行为"犹豫"分别进行分类，颇有误导性。在一个不平等日益加剧的世界，经济边缘化和文化边缘化可能会相互强化。

在美国，研究人员投入了大量的精力研究阶级和种族对 HPV 疫苗接受度的影响。然而，正如我之前指出的那样，他们努力寻找的这种相关性几乎无法解释差异是如何产生的。一旦了解到来自一个种族的女孩比来自另一个种族的女孩更有可能接种疫苗，这可能表明卫生工作者和信息运动需要将重点放在某些方面，但它并没有说明这些差异背后的原因。流行病学研究对 HPV 疫苗接种的群体间差异进行了研究，但对这些数字背后的性行为、对风险的态度、宗教信仰或对官方机构的信任方面的差异却知之甚少。这些研究也无法阐述在学校或网络社区流传的故事会对女孩们产生何种影响。

即使论文作者声称他们是在解决"疫苗犹豫"而不是"疫苗拒绝"的问题，他们似乎仍然认为，在不深入研究问题复杂根源的情况下，可以解决人们对疫苗和疫苗接种的怀疑的问题。我们不难理解为什么流行病学家和公共卫生医生不愿考虑公众对制药业的不信任，以及制药业对医学界的影响。但问题是，如果不考虑这些因素，与他们有关的问题能得到分析吗？能得到解决吗？

我认为不能，所以目前进行的各种分析、研究无法解决日益增长的与疫苗有关的疑虑和焦虑。

疫苗接种的共鸣

尽管到 20 世纪 30 年代，西方国家对疫苗接种的有组织的抵制或多或少消失了，但并非所有地方都是如此。在本书前面的章节，我简单介绍了在第二次世界大战结束后不久开始的、1948 年扩展到印度的卡介苗接种运动。这场运动在这个刚刚独立的国家遭遇了重大阻力，原因有两方面：一方面，对一国政府来说，疫苗接种运动的吸引力在于它提供了一种行之有效的方法来对付肆虐全国的结核病；但是，另一方面，那些大多住在马德拉斯（现在的钦奈）的反对者认为，结核病与该国民众普遍处于贫困之中有着极为明显的联系，这种健康问题无法通过单一的技术手段得到解决。但是从政府的角度来看，从根本上解决这个国家庞大人口的贫困和生活条件问题是不可能的。在解决根本原因与使用现有技术来处理最严重问题之间的这种紧张关系，随后演变为围绕普及疫苗还是选择初级卫生保健的争议，然后理所当然转化为国际层面的讨论。

但分析显示，还有某种基本因素也极为重要，同时也在面临风险。这种因素，和为印度独立而斗争所表达的价值一样重要，也和印度即将采用哪种国体的意义同样重要：卡介苗运动意味着利用外国专家的外部知识来解决本国的问题，这一事实与印度强烈的后殖民民族主义情绪格格不入。印度有自己的医学传统，很多人更喜欢这种传统。穆斯林领导的反对疫苗运动选择攻击卡介苗运动，因为：

很难找到什么更能够证明尼赫鲁的现代派的自命不凡。这项免疫计划主要是由外部人士和中央政府制定的，它要求印度人屈从于很多人反感的医疗制度。

如果仅仅因为这些事件发生在半个多世纪前的印度，就觉得除了历史学家不会有别人对此感兴趣，那将大错特错。这件事证明疫苗接种运动可能带有象征性意义，可以为推动它的机构树立形象，也可能导致更广泛的情感冲突。家长会将疫苗接种运动与国家对他们或为他们所做的其他事情，或国家让他们失望的事情联系起来。

19世纪90年代在乌干达进行的一项研究中，哈里特·比让吉（Harriet Birungi）发现，由于该国卫生系统恶化，人们对政府卫生中心提供的疫苗注射的态度也发生了变化。自从20世纪70年代伊迪·阿明（Idi Amin）的独裁导致经济崩溃之后，政府减少了用于医疗保健的资源，而资源缺乏导致无法进行卫生监督，也无法给卫生工作者支付工资使他们能够生存下去，免疫计划几乎不能进行。比让吉说，长时间拿不到能维持生活的工资，意味着医疗专业人员只能在背离正常的职业道德的情况下才能生存，例如官方免费的服务，医生却私下收费；挪用国家药物和设备维持私人诊所的运行，等等。卫生服务的崩溃、医务人员违背职业道德，雪上加霜地腐蚀了人们对国家医疗机构和专业知识的信任。疫苗接种运动也可以作为集体记忆的渠道，唤起人们对国家压迫、种族冲突或过去的不公的回忆。难怪各种谣言经常与此类运动联系在一起，也难怪人类学家会把它当作研究课题。

即使人类学家在学术期刊上发表疫苗相关的谣言耸人听闻，事实上，这些谣言很少在公共卫生界引起很大的骚动。但 10 年前尼日利亚北部发生的事件表明，在全球消灭疟疾运动的背景下，破坏性的谣言可能会带来完全不同的后果。2003 年，尼日利亚北部以穆斯林人口为主的部分地区的宗教领袖开始相信，当地使用的口服脊髓灰质炎疫苗被人蓄意用绝育药物和艾滋病诱导剂污染了。尼日利亚北部的一些州随后禁止使用这种疫苗，停止了脊髓灰质炎疫苗接种。在全球根除计划进行的过程中，这一事例使国际卫生社会感到震惊，并在西方媒体中引发了大量的批评。人们想当然地认为，这个问题是由迷信、无知或类似的原因造成的，按照早先关于反疫苗接种主义的假设，这种情况往往可以通过提供真相来解决。联邦政府安排了疫苗测试，结果显示疫苗没有受到污染。但这并没有效果，北方人不愿意相信。正如尼日利亚学者后来指出的那样，这个问题实际上不仅仅有关疫苗的安全，它与各种焦虑、回忆和不满联系在一起：这就是对当地殖民主义的回忆和该地区的后殖民现状。该国的政治局势也在这一现象中扮演了某种角色，特别是该国各主要民族在独立后仍然在就政治权力和自治进行持续斗争。尼日利亚北部民众不信任一个被南部控制的联邦政府：

简而言之，脊髓灰质炎疫苗接种危机，总的来说，只是北方和南方之间正在出现的紧张局势的一个范例，最好从两者之间的历史关系来理解……它还清楚地表明，卫生在政治领域的浸染日益加深，当今世界卫生问题的政治性日益增强。

在尼日利亚，人们普遍认为，联邦政府的政策进一步侵蚀了本已不足的初级卫生保健，这加剧了人们对政府的不信任。人们根本无法理解，为什么这种疾病能够使用如此不合比例的巨量资源，与此同时，大多数人甚至买不起治疗小病的基本药物。尼日利亚北部人有理由怀疑负责脊髓灰质炎方案的国家和国际机构没有把他们的最大利益放在心上。拒绝脊髓灰质炎疫苗反映了他们的不满。当被问及这个问题时，其他国家的人也表达了类似的担忧。人类学家发现，无论在非洲还是南亚，只要有大量家长拒绝接种疫苗，采访中就会出现类似的问题。当被问及为什么不带孩子接种脊髓灰质炎疫苗时，家长们总会提到这种脊髓灰质炎根除方案需要大量资金，他们国家的卫生系统根本无法承担，更无法满足他们最基本的医疗需求。人们为此感到愤怒，并质疑脊髓灰质炎疫苗接种计划背后的动机。

抵制疫苗接种也有可能是怨恨的产物，这种怨恨可能会被过去的不公正点燃，可能会持续数十年。虽然据说大多数对疫苗接种计划的不满主要来自南半球，但这并不是南半球特有的现象。在欧洲，人们对国家疫苗接种计划的态度也会充满对过去不公正行为的记忆，克里斯蒂娜·波普（Cristina Pop）对罗马尼亚 HPV 疫苗接种的研究就证明了这一点。波普描述了政府计划如何通过学校的医疗服务免费提供疫苗。这发生在 2009 年，距腐败的独裁领袖尼古拉·齐奥塞斯库被赶下台已经 20 年了。根据政府计划，家长们必须同意让他们的孩子接种疫苗，但很少有人接受，以至于两个月后只有 2.5% 的目标人群接种了疫苗。该项目被暂停，一年后重新启动。根据波普所述，许多父母和祖父母在解释他们为何不同意孩子们接种疫苗时，表达出了对国家医疗，乃至整个罗马尼亚政府根深蒂固的不信任。她解释说，他们在陈述为什么拒绝接种 HPV 疫苗时，把一些明显不相干的话题（比如对政府提供的生殖保健的不信任、对富含添加剂的食品的担忧、放射性和环境污染，以及对母乳的赞美）与更广泛的廉洁和腐败联系起来。有人担心，国家正在秘密地试图重新控制公民的私人生活，在前政权时期就发生过这样的事情。

这种情绪对家长的影响也许远远超过他们对感染疾病的风险的担忧，或超过对疫苗的信任。这种情绪可能具有宗教性质（和19世纪反接种疫苗的抗议者的信念相似），也可能与整体医疗的侧重点有关（早期整体医疗运动所激发的反对意见，一直延续到现在）。

但是，在尼日利亚、罗马尼亚和乌干达发生的这些事件表明，人们对国家及其提供的服务的信心，总是潜在地夹杂了对国家过去的记忆。从这样的研究中我们可以吸取各种教训，可以看出国家疫苗接种方案是怎样更普遍地代表了政府政策和优先事项，也会成为反对者抵制这些政策的焦点。但是公共卫生行业并不愿意吸取这样的教训，因为这些影响如此具有挑战性，远远超出了公共卫生行业从业者自身的专业能力。

人们认识到，所期望遵守的疫苗接种政策并不是由他们选出的代表制定的，而是由面目模糊的超国家组织制定的，而这个组织是否可靠，我们完全不清楚——这种认识助长了"疫苗犹豫"。人们对制药行业的看法也助长了这种情绪。英国最近的一项调查发现，人们对制药行业的看法极其负面。有时，广泛的共鸣放大了不信任感。在这种共鸣中，疫苗、疫苗接种和疫苗接种人员被认为"代表"着他们赖以存在的机构（国家、医疗行业、技术科学）。因此，拒绝接种疫苗可能是一种小规模的反叛行为，没有多少权利的人经常通过这种行为表达不满。

最后，关于"疫苗犹豫"的许多解释来自疫苗接种本身，不过不能用公共卫生的传统工具来衡量或解决。要理解它，我们必须从整体上看待疫苗领域，特别是我在本书中试图记录的疫苗领域结构的变化。随着疫苗变得对国际公共卫生和制药业越来越重要，它们在公共卫生方面的作用与其作为高科技商品的盈利能力之间出现了不和谐的声音。疫苗拯救了无数生命，如果使用得当，还能拯救更多生命。但是，尽管我相信这一点，并不意味着我就一定会相信制药企业认为适合生产的所有疫苗都具有普遍的益处。说我支持疫苗或反对疫苗是没有道理的。我希望这本书中的分析能够让人看到人们对疫苗接种计划信心不断下降背后的复杂性，这种现象现在被称为"疫苗犹豫"。当然，这是一个公共卫生问题，但在我看来，它既无法解决，甚至也无法用公共卫生的工具或概念进行充分的分析。鲁道夫·菲尔绍（Rudolf Virchow）提出一个著名论调，"政治不过是医学"，即公共卫生绝对具有政治性，但现在该论调已被搁置一边。尽管如此，我相信，定义、估量和描绘——这些流行病学的工具——将无法解释一种根植于信任缺失的现象，这种信任缺失如今更普遍地影响着公众和政治生活。具体地说，社区接受或拒绝疫苗接种方案反映了他们对负责该方案的机构的信任程度。

近几十年来，随着疫苗对参与全球市场竞争的公司具有越来越重要的商业意义，这些机构的存在意义变得越来越含糊不清，对于可能威胁到儿童健康的观点，他们也越来越不置可否。其结果是信任度和可靠性同时下降。